JN133492

がんと共生して長生きする最新免疫治療

副作用がなくQOLが高く保てる
免疫細胞BAK療法のすべて

海老名卓三郎
公益財団法人 仙台微生物研究所 代表理事

現代書林

はじめに——知らずを知る

私は、研究とは今までに何がわかって、何がわかっていないかを知る「知らずを知る」をモットーに新しいことを見出し、これまでの常識を打ち破って免疫細胞ＢＡＫ療法を発明し、その実用化のため２００４年1月にクラス１０００というクリーンルームを備えた公益財団法人仙台微生物研究所・免疫療法センターを設立し活動を開始しました。

これまでにもがん治療法についての多くの本が出版されていますが、その理念・実績・治療法の詳細については十分に書かれていないものもあり、がん患者さんはどの治療法がいいのか迷っています。

そこで私が発明し、厚生労働省から自由診療が認められたがん免疫細胞ＢＡＫ療法の16年間にわたる治療法・実績・理念について本書にまとめることにしました。すなわち、私の半世紀にわたる医学教育・医学研究・臨床研究に関する集大成が本書です。

現在のがん治療は手術療法・抗がん剤療法・放射線療法が標準療法と言われ、保険医療が認められている病院はそれしか行われていません。がんが原発巣（げんぱつそう）だけであれば手術により摘出すれば問題はありませんが、問題はすでに目に見えない転移巣（てんいそう）がある場合で、予防的に抗がん剤が投与されます。

ところが抗がん剤と言われるものはがん細胞だけを殺すわけではなく、細胞分裂する正常細胞（特に血球系細胞）も殺すため約70～80％の人が副作用で悩まされます。抗がん剤の腫瘍細胞に対する縮小効果は約30％で、使い続けると耐性ができ、効かなくなるので延命効果には結びつかないのです。

そこで抗がん剤・化学療法で痛めつけられ絶望し、医者に見放された多くのがん難民が、沖縄、九州を含め全国から仙台の私のところに来ているのが現状です。

一方で、保険のきかない免疫療法と称するものが全国で行われていますが、大部分は効果がいまひとつです。

日本では今、二人に一人が一生に一度はがんになると言われていますが、多くの方が、がんに対して「治療が苦しい……」「がんになると痛い……」「がんは不治の病ですぐに死ぬ……」という漠然とした不安、恐怖感を抱いているようです。

あなたがその一人なら、どうか本書を読んでみてください。本書を読み終える頃には、恐れがすっかり消えていることでしょう。

本書は、「がんと共生しよう」との発想のもと、がんを恐れずにすむ新しい治療法である免疫細胞BAK療法について詳細に解説していきます。この療法は、がん細胞を殺す能力が極めて高い免疫細胞を特殊な方法で増やし、がんの増殖を防ぐ療法で、寝たきりにならず、生き生きと生活しながら外来で治療できることが特徴です。

1998年、最初にBAK療法による治療を希望した患者さんは、医者から「余命半年」と宣告された肺がん末期（第Ⅳ期）の患者さんでした。直ちにBAK療法を行ったところ、十数年以上経った今もしょっちゅう旧友を誘ってゴルフに出かけるほど元気で「免疫細胞BAK療法が死神の手から私を救い出してくれた」と話してくれています。

このような患者さんからの話を聞くたびに、心を大切にする医療ができ、医師冥利につきると実感しているこの頃です。

ＢＡＫ療法は小さながんであれば完全に治癒させ、大きな進行がんも、その増殖を抑制することができる、今考えられる最も優れたがんの治療法であると考えております。

人生においては、誰しも病という躓きを経験するものですが、その時に、「病気だけを診て、病気だけを治し、人生を台無しにする」医療ではなく、「人間全体を診て、病気を治しつつ、人生を幸福にする」医療を選んでほしいと私は思っています。

この本の執筆中に今年度のノーベル医学・生理学賞に新たながん免疫療法を開発した京都大の本庶佑特別教授が選ばれました。免疫の働きにブレーキをかける蛋白質ＰＤ－１を発見し、このブレーキを取り除くことでがん細胞を攻撃する新しいタイプの「がん免疫療法」を実現しました。その実用化のためＰＤ－１に対する抗体をつくりオプジーボ療法を開発し、臨床応用につなげました。しかし残念ながらオプジーボ療法は、臨床効果・副作用・治療費で問題があり、私たちが発明したＢＡＫ療法がその三点で明らかに優れていることを示していきたいと思います。

様々ながん治療法がある中、「がんと共生しながら、幸福感を持って毎日を送ることができる」治療法もあると知って頂き、治療の選択の際に、本書が少しでも安心と希望をもたらすことができたら望外の喜びです。

2018年11月

公益財団法人仙台微生物研究所　代表理事　海老名　卓三郎

目次

第2章　従来の免疫細胞療法の欠点

第3章　免疫細胞BAK療法とは——一問一答

第1章

BAK療法が生まれるまで

医学研究者になったわけ
――出会いに恵まれて（写真1）

本章では、私が開発した免疫細胞ＢＡＫ療法について詳細に解説していく前に、ＢＡＫ療法が生まれるまでの背景として私のことについて触れていきたいと思いますので、しばらくお付き合い頂きたいと思います。

１９５２年、赤痢菌発見者で文化勲章受章者である志賀潔博士に小学校のクラスを代表してお会いすることができ、医学部に入学し、臨床医にならず、基礎医学の研究医になろうと考えました。すなわち個々の患者さんを助ける臨床医学は大切ですが、新しい治療法を見出すことができれば多くの患者さんを助けることができると考え、基礎医学を専攻する研究医となりました。

これには志賀先生の言葉

〝先人の跡を師とせず
先人の心を師とすべし〟

が私の心にあったからです（写真2）。

研究医とは2012年、iPS細胞の発見でノーベル医学生理学賞を受賞した山中伸弥先生が模範です。なお、iPS細胞の素晴しさは新聞・テレビで伝えられていますが、その欠点については報道されていません。そこを山中先生はよく理解して慎重になっているのです。すなわち・iPS細胞はがん遺伝子を挿入しておりますので、将来がん細胞になる可能性があるので慎重に事を運んでいるのです。

次に成人T細胞白血病病因ウイルス（HTLV－1）の発見者でノーベル医学生理学賞の候補者であった秋田県出身・文化勲章受賞者である日沼頼夫先生に、中学生の時にお会いす

写真１　東北が生んだ世界的微生物学者

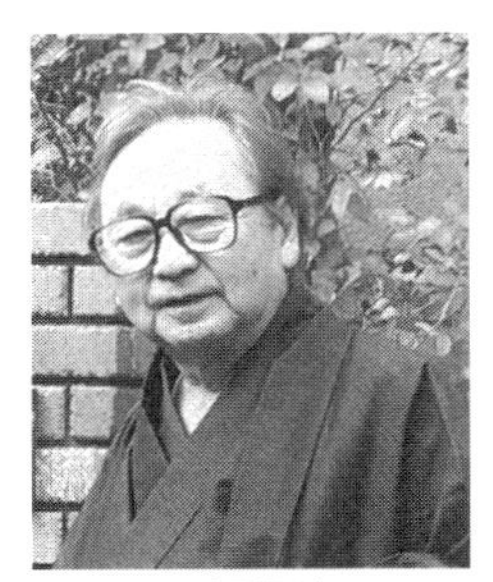

日沼頼夫
（成人 T 細胞白血病ウイルス発見）

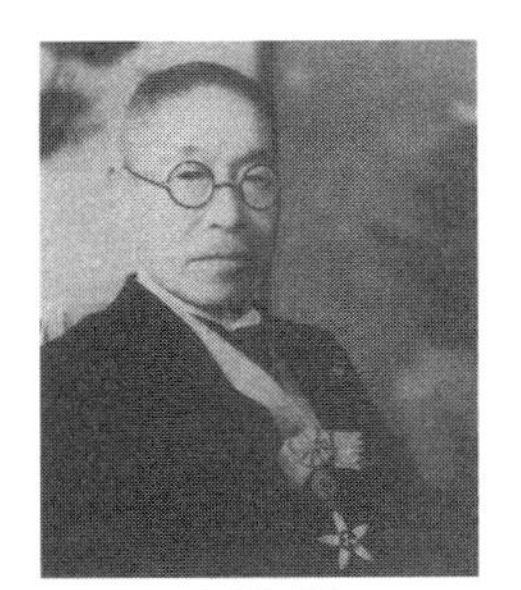

志賀 潔
（赤痢菌発見）

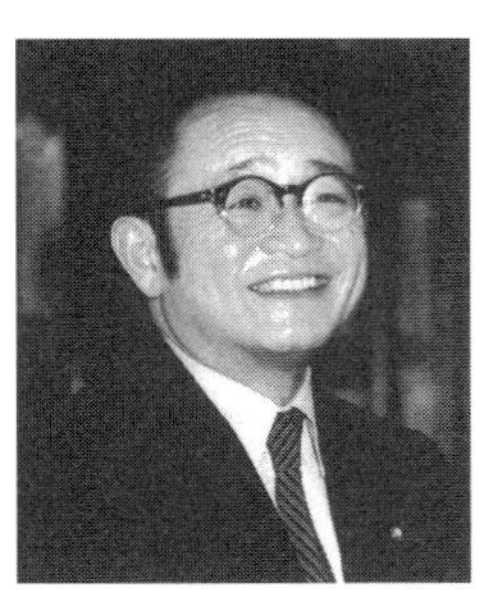

石田名香雄
（センダイウイルス発見）

写真２　志賀潔書

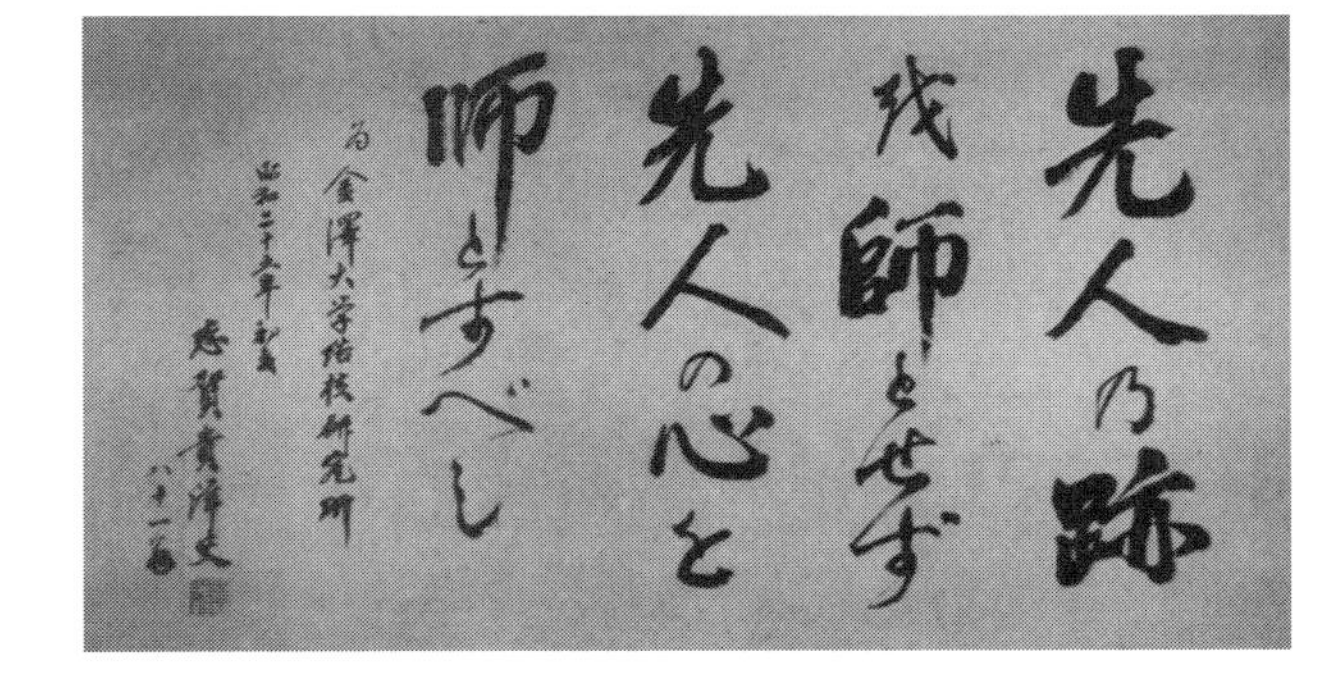

ることができました。後に東北大学医学部細菌学教室で助教授として薫陶を受け、更に後に私のことを「東北のコロニーの権化」と称して頂き恐縮しているところです。そして東北大学医学部の学生の時に、後に生涯の恩師となったセンダイウイルスの発見者である石田名香雄教授にお会いすることができ、世界で評価を受けた石田先生のところで指導を受けることで世界的な評価を受ける仕事ができると考え、医学部細菌学教室に入局しました。

石田先生からは、後に私が学会を主催した時に

「個からとらえ　全から眺め　仙台の海老名の学会　秋草のみち」

の詠を頂き後の統合医学の発想に結びつきました（写真3）。

このように3人の世界的微生物学者にお会いすることができ、私は大変幸運でした。日本禅宗の祖・道元が言っているように「正師を得ざれば、学ばざるに如ず」つまり、〃もしも正しい師に出合うことが出来ないならば、むしろ学ばない方がよい〃というように、3人の正師に出合っていなければ私は医学の道を歩んでいなかったかもしれません。

写真３　石田名香雄書

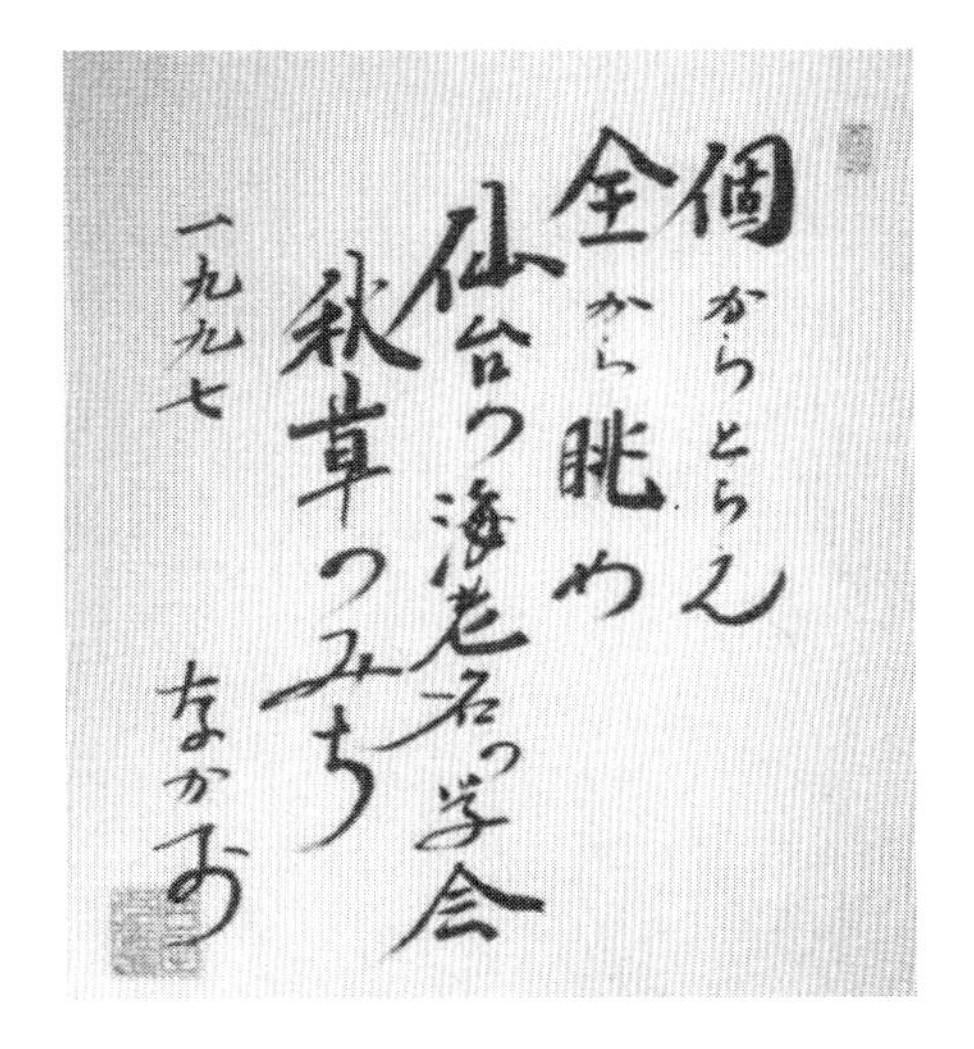

石田細菌学教室に入局して良かったことは医学部出身者以外に理学部・農学部・薬学部出身者がそれぞれ在籍していたため昼休み抄読会で議論を闘わせることができ、いろいろな考えがあることがわかったことです。そこで、研究とは今まで何がわかっていて、何がわからないかを知って新しいことを見出す「知らずを知る」ということを学びました。更に研究を進めていき、ある仮説を立て、実験を進めていくと、考えていた通りにはほとんどならず違う結果が出ることがあります。そこで違った結果が出た時にどのように解釈するか、次の実験を進め、新しい考えを導き出していくことが大切だと気づき、それを論文に書いていくことにしました。その結果、「免疫細胞ＢＡＫ療法」に関する英語論文12編、日本語論文29編、著書6編を書くことができました。

抗がん剤
ネオカルチノスタチン（NCS）の発見

2015年、日本人として三人目のノーベル医学・生理学賞に輝いたのが北里大学特別栄誉教授の大村智先生です。大村先生は真菌や原虫に効く抗生物質を土壌から発見し、ノーベル医学賞を受賞したのです。私が東北大学医学部細菌学教室に入局した頃、前述した石田先生も抗生物質の仕事をされていて、同じく旅先で土壌を集め、抗生物質の探索をしていました。石田先生は北里大学の先生方、特に秦藤樹北里研究所所長とは親しくされ、大村智先生が行っているようにいつもビニールの袋を持ち歩き、それぞれの土地で土壌を採取し抗生物質を探していたのです。そこで運良く仙台の土壌から制がん性抗生物質ネオカルチノスタチン（NCS）を発見しました（写真4）。

写真４　抗悪性腫瘍剤
「ネオカルチノスタチン」

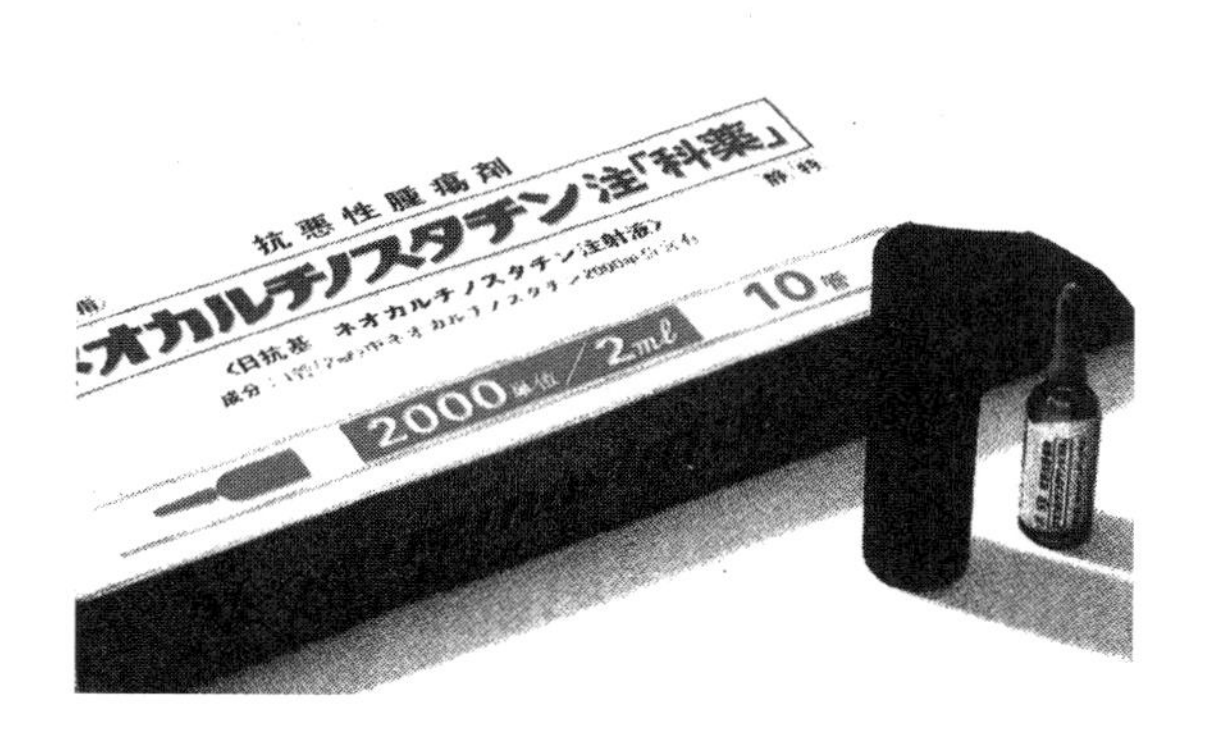

この時、私はネオカルチノスタチンが細胞の分裂の時に働く細胞骨格系に作用して、細胞骨格系を硬くして細胞分裂を阻害することを世界で初めて見出しました。この作用機序は最近卵巣がんなどの特効薬として認められている西洋イチイからの精製物タキソールの作用機序と全く同じであることがわかっています。私はこのようにがんの化学療法について研究していく中で、今まで知られた作用機序の抗がん剤は全てがん細胞を殺す以外に、分裂している正常細胞、特に骨髄細胞（全ての血球系細胞を作る働きがある）の増殖を抑え、副作用がひどいことを理解しました。がん細胞を殺そうとして化学療法を強力に行いますと、白血球減少、血小板減少、貧血などの骨髄抑制をはじめ脱毛、食欲不振、肺線維症など多様な副作用があらわれ、更に免疫機能の低下がひどくなります。一時がん組織が小さくなっても、すぐに化学療法剤に耐性ができ、結局副作用のため寝たきりになりＱＯＬ（生命の質、生活の質）が不良のまま亡くなる例が多いのです。すなわち今までの医療はがんという病気を治そうとして患者さんの心の問題を含めた全人格的な治療を無視して結局患者さんを副作用がひどいまま亡くならせていたと考えられます。

抗がん剤の問題点はもう一つあります。医薬品による健康被害についてはＰＭＤＡ（独立行政法人医薬品医療機器総合機構）の制度で救済給付が行われていますが抗がん剤は対象外です。その理由として抗がん剤は治療手段がない中、深刻な副作用を理解した上で使用されるからです。がん自体が重篤であり、がんによる死亡か抗がん剤による死亡か判定が困難という理由もあります。しかし抗がん剤の副作用が重篤であることがわかっているにもかかわらず抗がん剤をすすめ、副作用に対して救済しないのは問題ではないのかという疑問が浮かびます。

がんを早期に見つけ原発巣だけであれば手術して切除すれば問題ないのですが、現在のがん治療で問題なのは目に見えない転移巣があったり、再発した場合です。今までは化学療法や放射線療法が行われてきました。しかし両療法ともに、前述した抗がん剤のようにがん細胞も殺しますが、分裂している正常細胞も殺すため副作用がひどいです。

そこで副作用の少ない免疫療法が考えられました。免疫療法とは簡単に言えば私たちの体の中にある免疫細胞（白血球と考えてもらえばいい）を利用する方法です。しかし、後述しますが従来の免疫療法、特にキラーT（CTL）療法は副作用があったり、効果がいまひとつということで一時廃れました。私たちは副作用がなくQOLを良好に維持したまま延命効果がある方法を考案しました。それが本書で解説する免疫細胞BAK療法です。

西洋医学でも漢方医学でもない統合医学の発想

現在の西洋医学では化学構造が明確で精製されたものが薬として認められています。しかしその副作用は生命を脅かすこともありますし、服用を続けると耐性ができ、効かなくなるという欠点があります。例外は漢方医学の漢方薬で数種類の生薬を混合したものですが、これも何が効いているのかわからないという欠点があります。

そこで私は西洋医学でも漢方医学でもない統合医学を考案しました。統合医学の「統合」

とは数学的に言えば積分で、西洋医学と漢方医学をいったん解体し、それを集め直して全く新しい医学体系を作ることです。ただ困ったことに、似たような言葉で統合医療と称して、科学的証明のない、いろいろなものを集めて医療行為を行っている者がいます。困ったものです。

先に述べました抗がん剤NCSの研究も副作用の問題で撤退し、その後研究したのがいわゆる機能性食品です。機能性食品とはお茶製剤（タヒボ茶）やきのこ製剤（クレスチン・PSK）などですが、お茶やきのこの有効成分を西洋医学のように精製すると免疫力が上がらず、抗腫瘍効果もないことがわかりました。その中でクレスチンは保険で認められた抗がん剤ですが、唯一その副作用が胃腸症状と発疹で、他の抗がん剤のように生命にかかわる副作用がないことがわかり、蛋白質結合多糖体という統合医学の薬剤にあたります。お茶やきのこの精製までしない熱水抽出物の方が、免疫細胞マクロファージがその立体構造を認識し、免疫力を上げ、抗腫瘍効果があることがわかりました（免疫細胞については後述します）。そして、これら抽出物は生命にかかわるような副作用がないことがわかりました。そこで精製物を薬剤とする西洋医学ではなく抽出物を薬とする統合医学を提唱し、抽出物を飲用すれば体内の免疫細胞を活性化できることもあって、私は免疫補助療法としてすすめています。

また、後述するＢＡＫ療法が理念・対象としても統合医学に相当することがわかりました。西洋医学は病気をとらえようとし、漢方医学は症状を中心とした対症療法であるのに対し、統合医学は心を持った病人を対象とすることを提唱したのです（表1）。

表１　西洋・漢方医学から統合医学へ

＊“西洋・漢方医学”から“統合医学（Integrative medicine）”へ

	薬	理 念	対象
西洋医学 (Western medicine)	化学構造が明確な精製されたもの	分化した細胞を中心に病気をとらえる	精製物 病気
統合医学 (Integrative medicine)	構造と機能が明確な有効成分を含む抽出物	統合細胞を中心として心を持った病人をとらえる	抽出物 心を持った病人
漢方医学 (Chinese medicine)	数種類の生薬を混合したもの	症状を中心とした対症療法	混合物 症状

免疫細胞BAK療法の発明
——セレンディピティ

前述したように研究とは今まで何がわかって、何がわからないかを知る「知らずを知る」ことであることがわかりました。更に研究を進めていき、ある仮説を立て、実験を進めていくと、考えていた通りにはほとんどならず、違う結果が出ることがわかりました。そこで違った結果が出た時にどのように解釈し、次の実験を進め、新しい考えを導き出していくことが大切だと気づき、それを論文に書いていくことにしました。

このようなことをどのような言葉で言い表すか考えていたところ、「セレンディピィティ（Serendipity）」という言葉が見つかりました。この言葉を辞書で引くと1754年 Horace Walpole が The Three Princes of Serendip というおとぎ話の主人公たちの持つ能力から造った言葉で、その意味は、「思わぬ発見をする才能、思いがけないものの発見、運よく見つけたもの」となっております。Serendip というのはセイロン（今のスリランカ）の古いアラビア語で、三人のセイロンの王子が海外旅行中に色々な予想もしなかった出来事に遭遇して、当初の計画では考えてもいなかった思いがけない経験を積み、多くの収穫を得たという故事にちなんだ表現です。

この故事から思い出すのがノーベル賞受賞者であるフレミングが化膿菌の分離培養の研究をしていた時、たまたま混入した青かびが化膿菌の集落を溶かし、発育を阻止していることに気づき、ひょっとして青かびの作るある物質が化膿菌の増殖を抑制するのではないかと考え、この物質の分離、同定実験へと進み、抗生物質であるペニシリンを発見したことです。すなわち科学者がもともと考えていた実験計画とは異なった、あるいは実験中に予期しなかった現象に遭遇し、そこで鋭い観察眼と好奇心で、すばらしい発見に導いた場合を指してセレンディピティというようです。

これらの故事や逸話は実験室に入ったら先入観や教科書の知識を忘れて、自分の立てた実験計画やそれから予想される結果に固執することなく、自然から学ぼうという謙虚な気持ちと柔軟な考え方を持つことが大切であることを教えています。ところが自分の考えに固執して研究不正を働く研究者が次々と出現したことは残念です。

『研究不正』の著者、黒木登志夫先生は東北大学医学部の先輩で私が大学院生の時に日本組織培養学会で大変お世話になり、後に東大医科研教授・岐阜大学学長になられたウイットに富んだお話をされる私の尊敬する先生です。先生が『研究不正』で述べられている重大な研究不正には①データや研究結果をでっちあげ、記録または発表・報告する〝捏造〟、②研究記録とは正確には合致しないように研究資料・機器・過程を操作すること、あるいはデータや研究結果を変更・除外する〝改ざん〟、③他人のアイディア・データ等を、了解もしくは適切な表示なく流用する〝盗用〟の3種がありますが、研究不正を働く研究者と称する人がいることは残念です。

日頃から常識を疑って実験を行い、新免疫細胞BAK療法を見出した私の考えと一致しますので、その経過を述べてみたいと思います。

平成5年、私は東北大学医学部細菌学教室から新設された宮城県立がんセンター研究所免疫学部門に移り、臨床に結びつく仕事をしようと考え、免疫療法の研究を始めました。人の免疫細胞であるTリンパ球を増やすため、その抗体である抗CD3抗体を処理したところ、ある方法で行うと図1に示すようにCD56という表面抗原を持ったリンパ球、あるいはγδT（ガンマデルタティー）リンパ球という別の種類のリンパ球が増殖してくることを発見しました。

次のセレンディピティは、そのリンパ球のがん細胞を殺す能力（キラー活性）をIFN－αという薬剤で処理したところ図2のようにたった15分処理するだけで増強し、かえって長く処理するとキラー活性が落ちることを見出しました。更にIFN－αを15分処理するだけで活性化T・NK細胞の表面マーカーであるCD69陽性細胞が急上昇することもわかりました（図3）。

次の難関は「必要は発明の母」で乗り切りました。元々人のリンパ球の培養には人血清2％が必要だったのですが、ある時がんセンターの上層部から人血清は使ってはならぬという通達が出ました。そこで私たちは従来の培地にマンガン・コバルト・モリブデンなど微量金属を加えた無血清ALyS培地を発明したのです。この無血清培地のおかげで、リンパ球

図1　患者末梢血の2週間培養による
リンパ球割合の変化

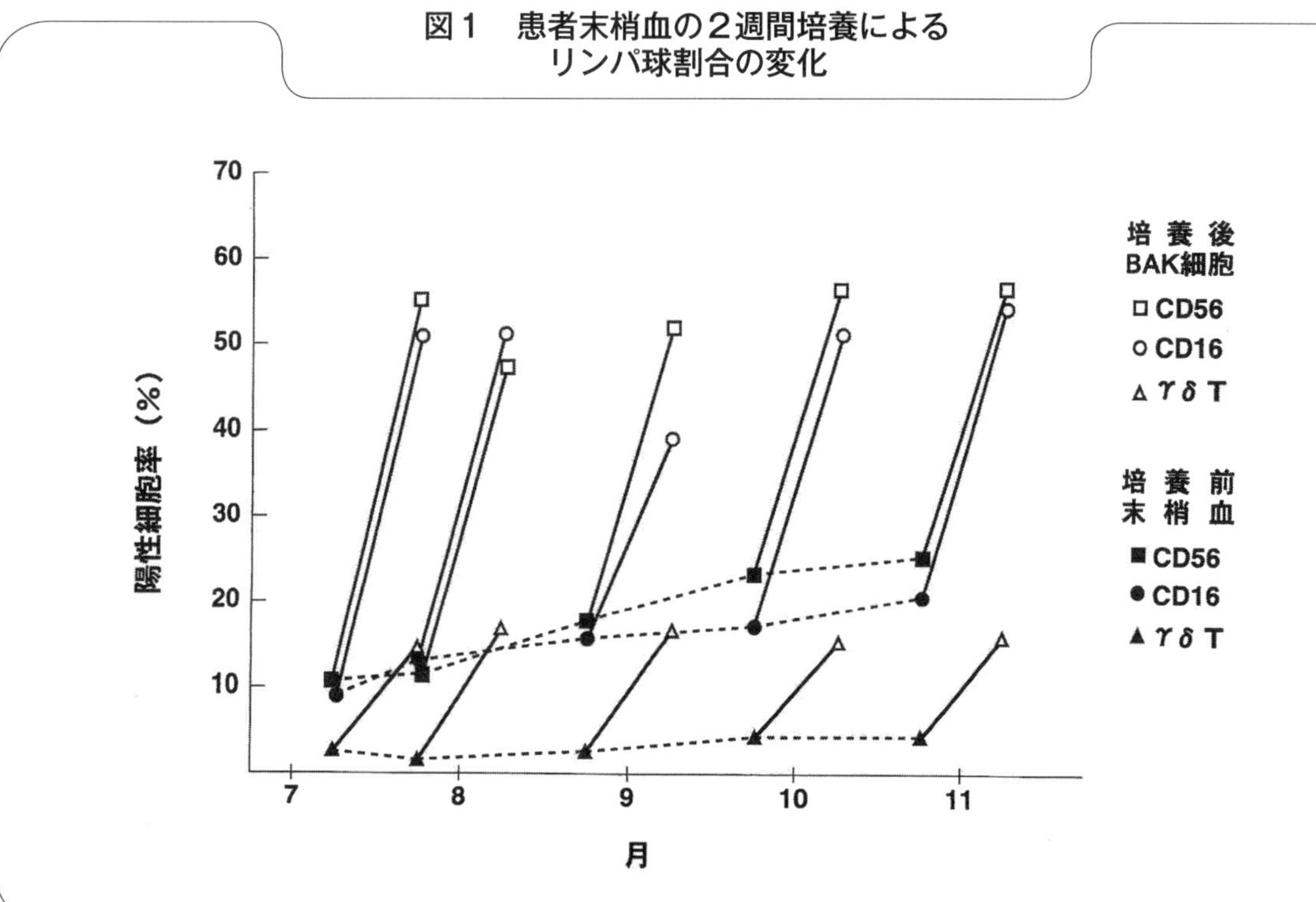

図２　IFN-α、IL-2 処理によるキラー活性の増強

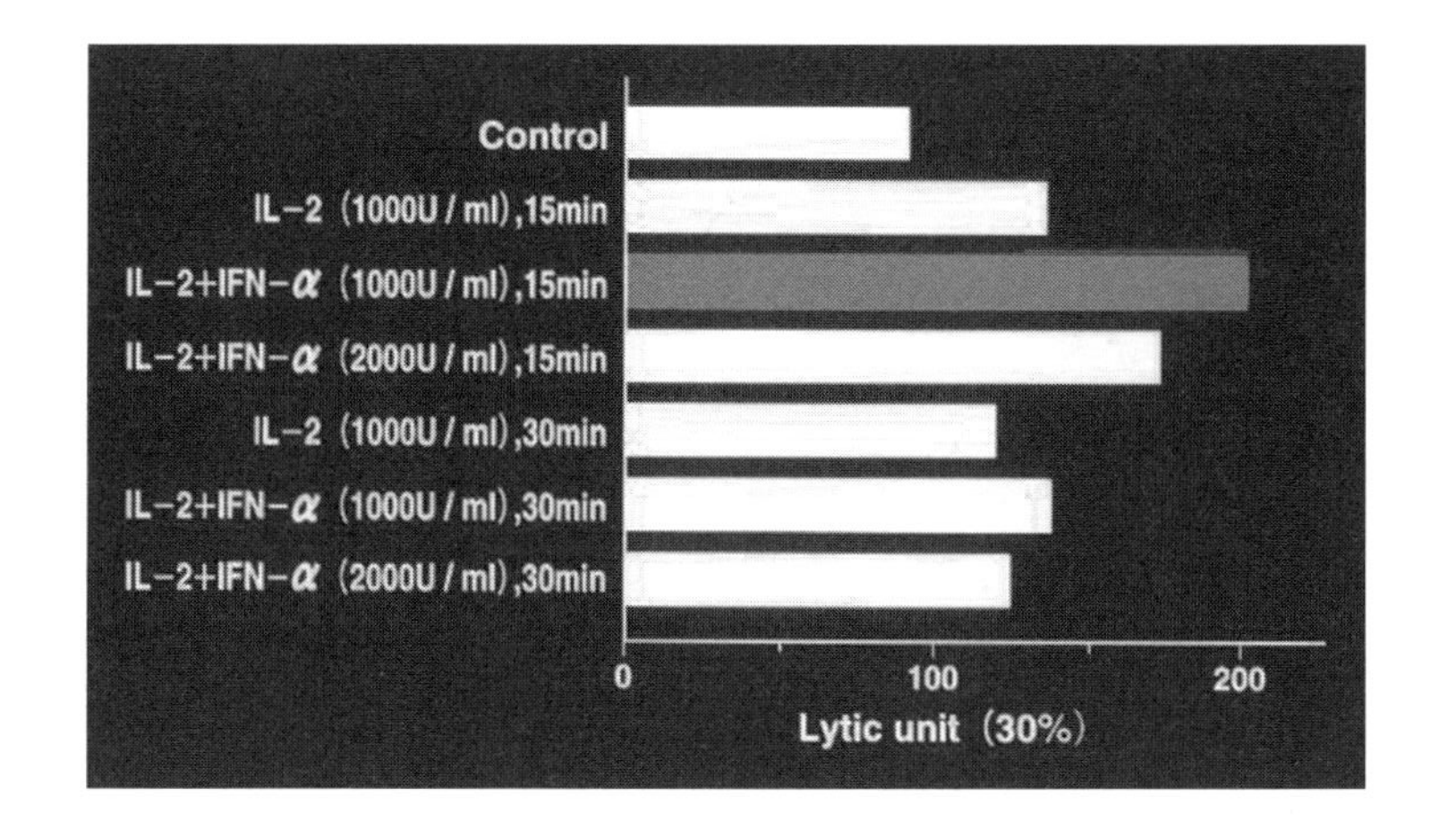

図3　IFN-α 15分処理による
CD69陽性細胞の増加

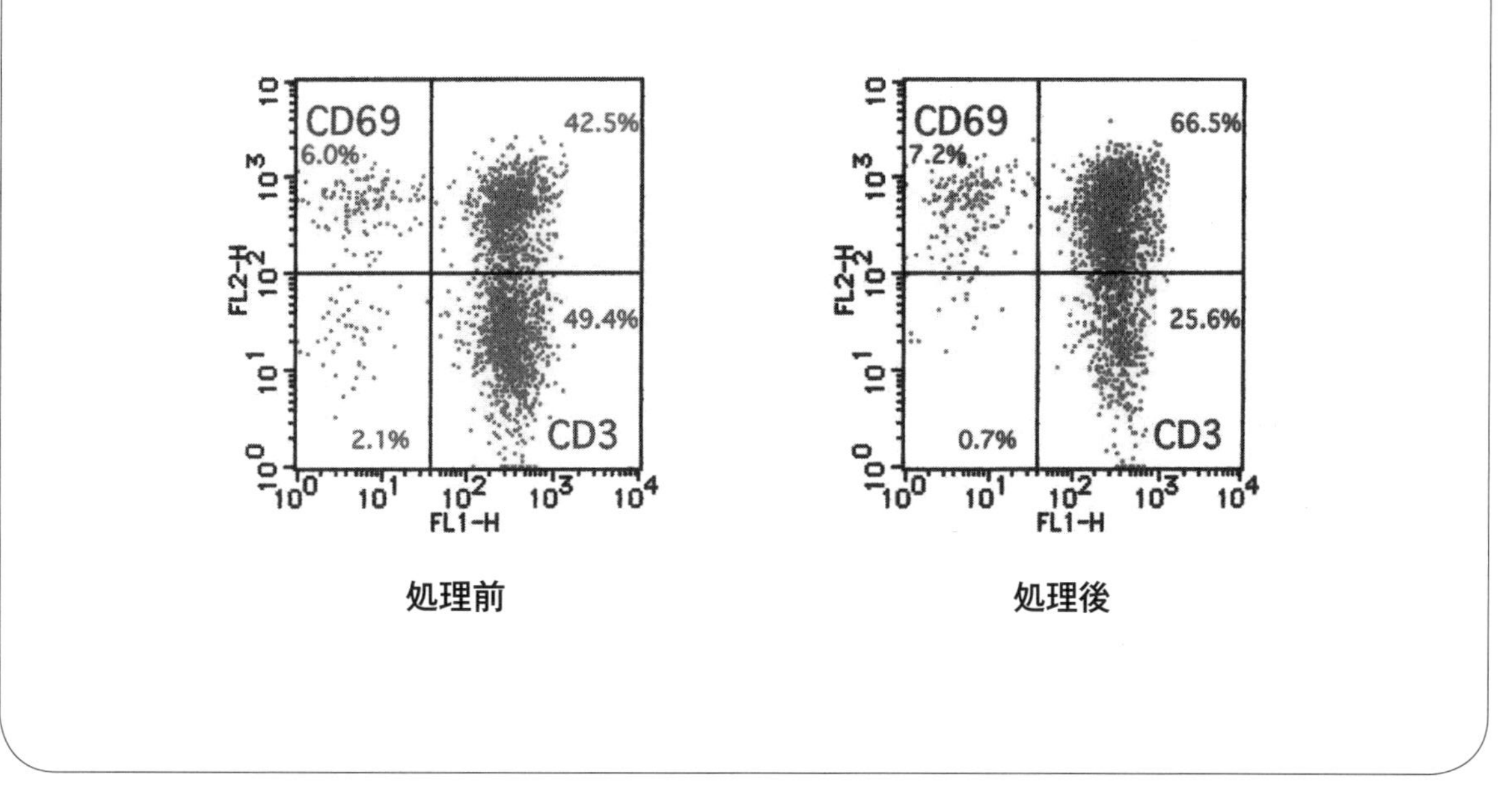

2000〜3000個から2週間で100億個まで増殖させることができたのです。この100億個というのは大変意味があって、直径1㎝のがん組織は10億個のがん細胞からできているので、そこにがん細胞の10倍の100億個のキラー細胞が行けば、がん細胞を殺すことができ、それ以上の大きながんでは、増殖を抑えがん組織と共生できるのです。

免疫担当細胞が本当にがん細胞を殺している

免疫担当細胞とは血球中の白血球のことで、マクロファージ（大食細胞）・キラーT細胞・γδT細胞やNK（自然の殺し屋）細胞などが知られていますが、これら細胞が本当にがん細胞を殺しているかは以前まではわかりませんでした。そこで私たちは「インターフェロンとがん」の研究中に顕微鏡映画を撮影し（写真5）、初めてインターフェロンで活性化されたマクロファージやＮＫ細胞ががん細胞を殺していること（写真6）を明らかにし、１９８２年に第23回日本科学技術映画祭優秀賞を受賞しました。

ＢＡＫ療法の学会発表ならびに論文発表

私の父・田山利三郎は東北大学理学部教授の地質学者で、戦前当時日本信託統治領であった南洋群島の珊瑚礁の調査を9年間にわたり行い、「南洋群島の珊瑚礁」の三部作の著作を発表しました。しかし１９５２年、明神礁の調査中海底火山の爆発に巻き込まれ殉職しました。父はその著書の中で珊瑚礁は従来の裾礁・堡礁・環礁の次に、卓礁があり、日本の排他的経済水域に貢献している最東端・南鳥島と最南端・沖ノ鳥島が共に卓礁であることを発表し、私が三男であることから卓三郎と名前をつけてくれました。父は弟子であった東海大学海洋

写真５　倒立位相差顕微鏡による映画撮影

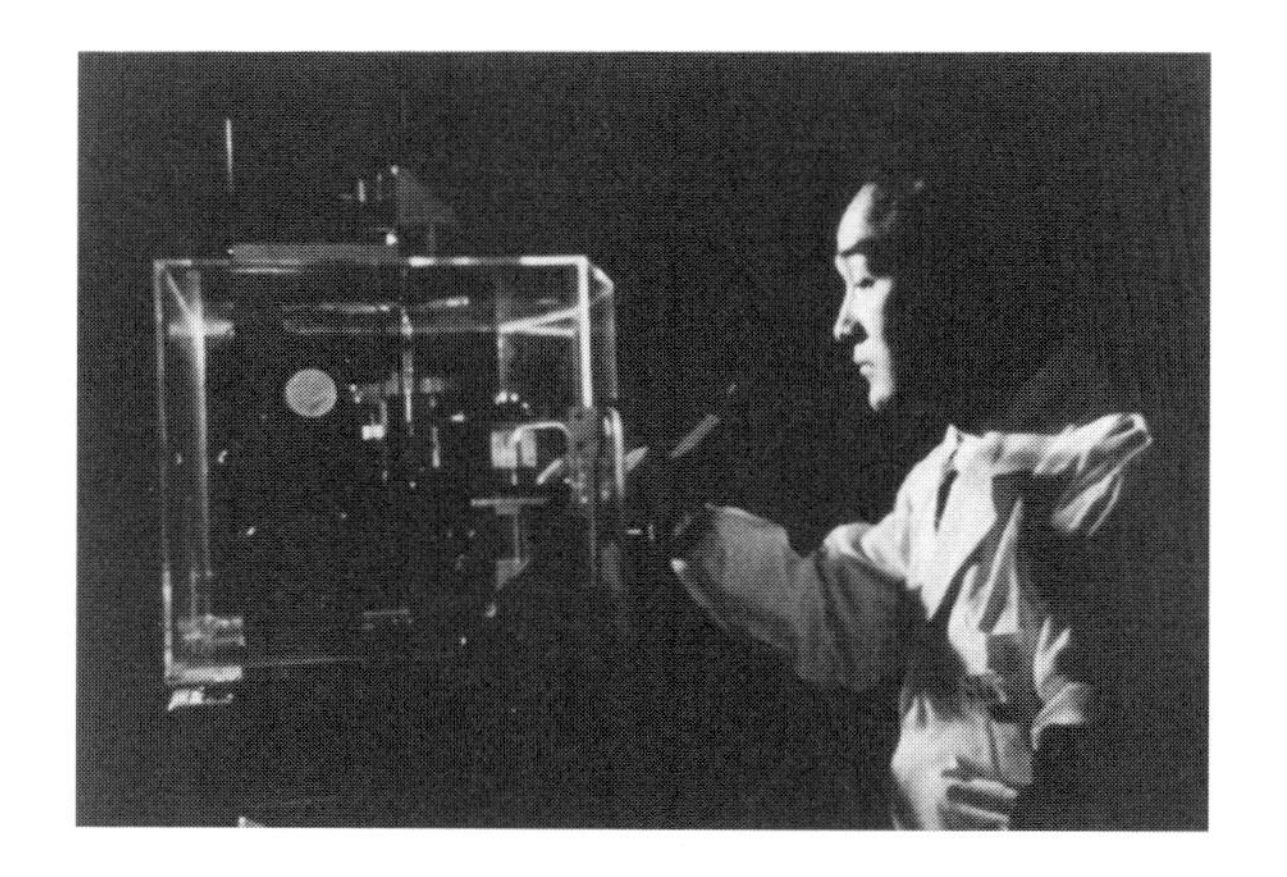

写真６　NK細胞ががん細胞を破裂させる

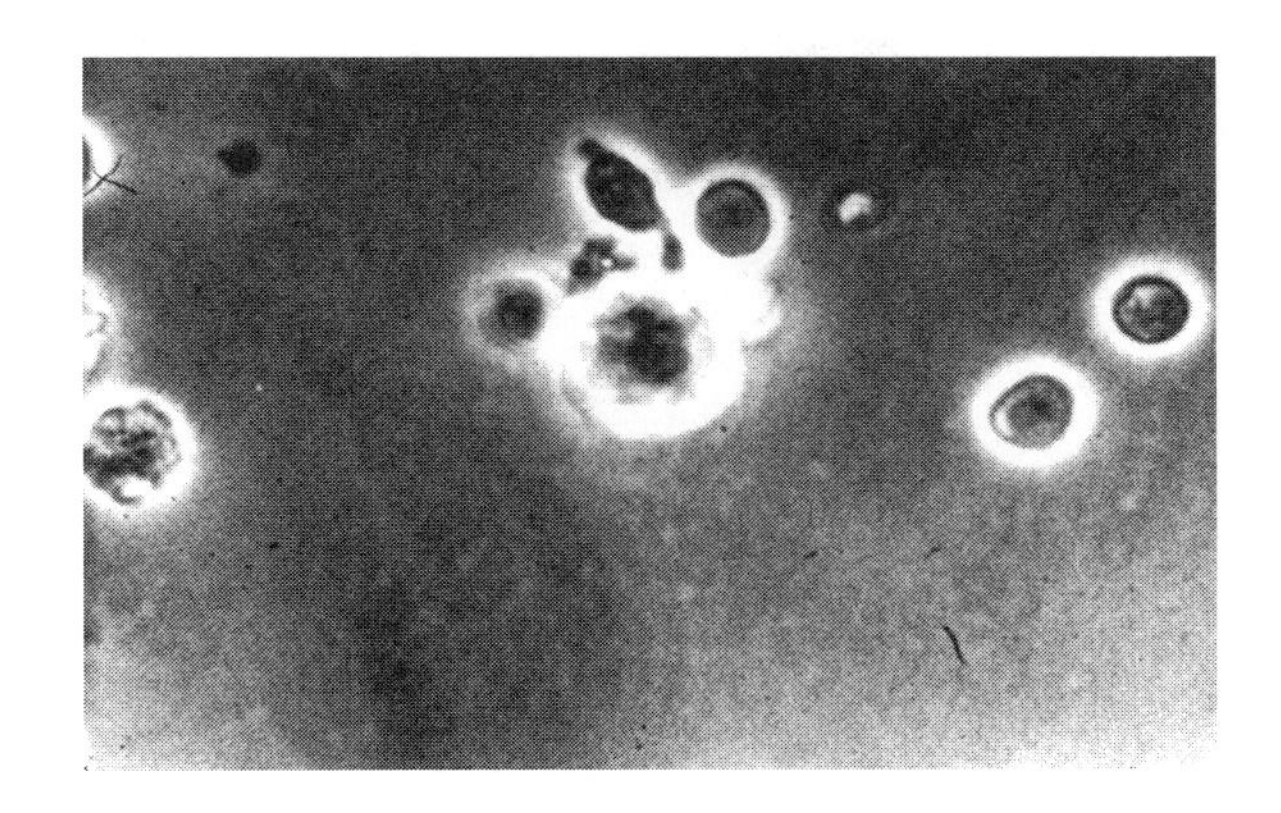

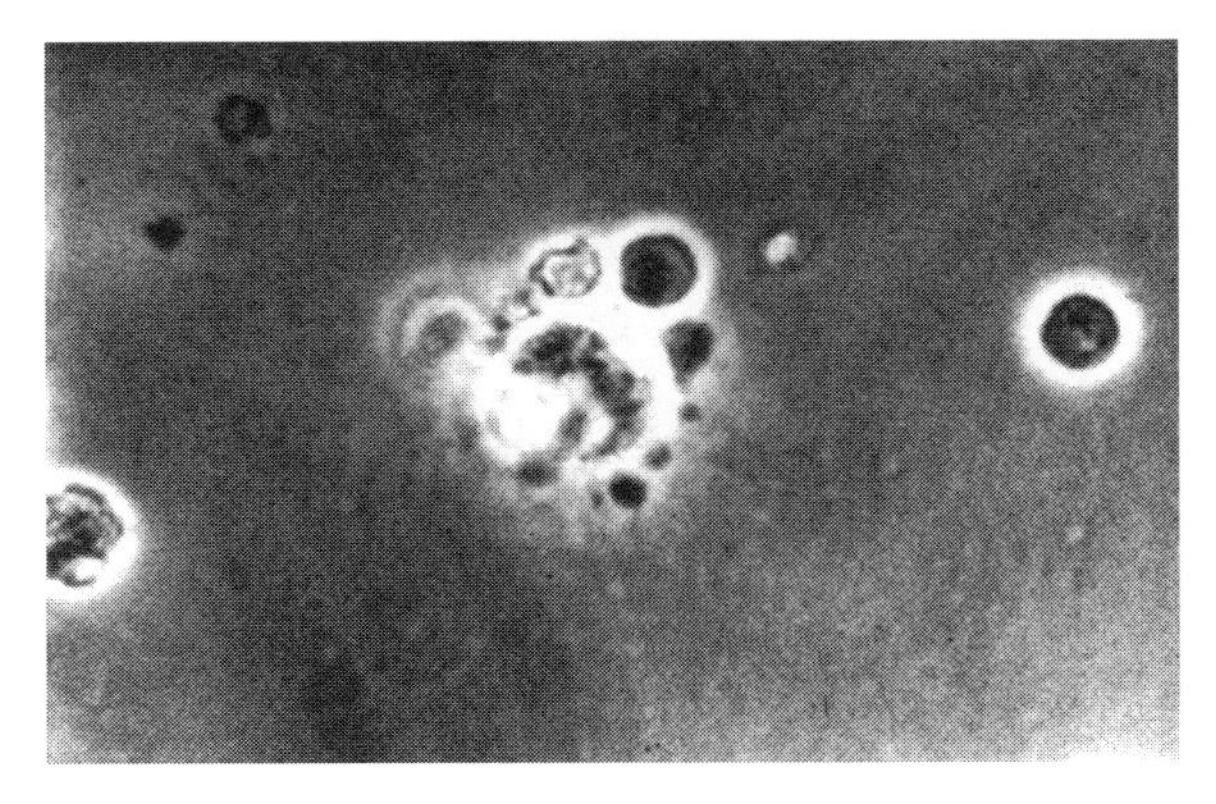

学部教授の星野通平氏に「研究はきちんとした記載をしておけばよい。そうすればきっと後学の人に役に立つ」と言ったそうです。そこで私も実験を行ったことはどんな小さなことでも論文に残しておくことにしました。医学部細菌学教室ならびに宮城県立がんセンター研究所の公務員時代に書いた英語論文は全部で108編（写真7）になり退官後、公益財団法人仙台微生物研究所理事長の職に就いてから4編英語論文を書きましたので合計112編書いたことになります。もう一つ、私は日本癌治療学会など関係専門学会において発表し、様々な御意見を頂きました。その一方で私の話を聞いて医療関係者が自分自身や家族ならびに知り合いの方ががんになると私のところに紹介があったり、口コミで全国からかけつけてきてくれるようになりました。

その方々の中に関西地方の世界的ながん研究で有名な大学教授（当時60歳・男性）の方もいました。大腸がんになり、定年前で日本の学会を主催し、定年までに弟子たちの論文を出さなければならない忙しい時期でした。そこで定年まではがんで死なないよう、私が開発したBAK療法を受けに大阪から仙台まで何度も通院し、無事学会の開催を終え定年を迎えました。奥様からは何度もお礼のお手紙を頂き、今も年賀状のやりとりをしています。その後ＢＡＫ療法をやめたところ69歳にてご逝去されました。残念です。

学会で発表すると西洋医学に凝り固まった医者から次のような質問が出ます。すなわち新しい治療法の開発には二重盲検法や無作為比較試験を行うべきだと言うのです。〝二重盲検法〟とは標準薬あるいは偽薬と新薬剤を投与する人をくじ引きで決め、患者さんも投与する医者もわからないで効果を判定する方法です。しかし治療法割り付けで半数が偽薬を投与することにより患者の生死に直結してしまいます。すなわち高度進行がん患者に偽薬を投与することは倫理上許されることではないと思います。また全国から集まる患者さんは抗がん剤の副作用で痛めつけられ、抗がん剤だけはしないでくれと言っているのに抗がん剤を標準とした無作為比較試験はこれも倫理的に行うことはできないのです。更に抗がん剤と免疫細胞療法による比較試験を行えという医療関係者も居るのですが、抗がん剤は投与した免疫細胞リンパ球を殺すため、両方の作用が相殺されまったく意味がないのです。

写真７　海老名英語論文集

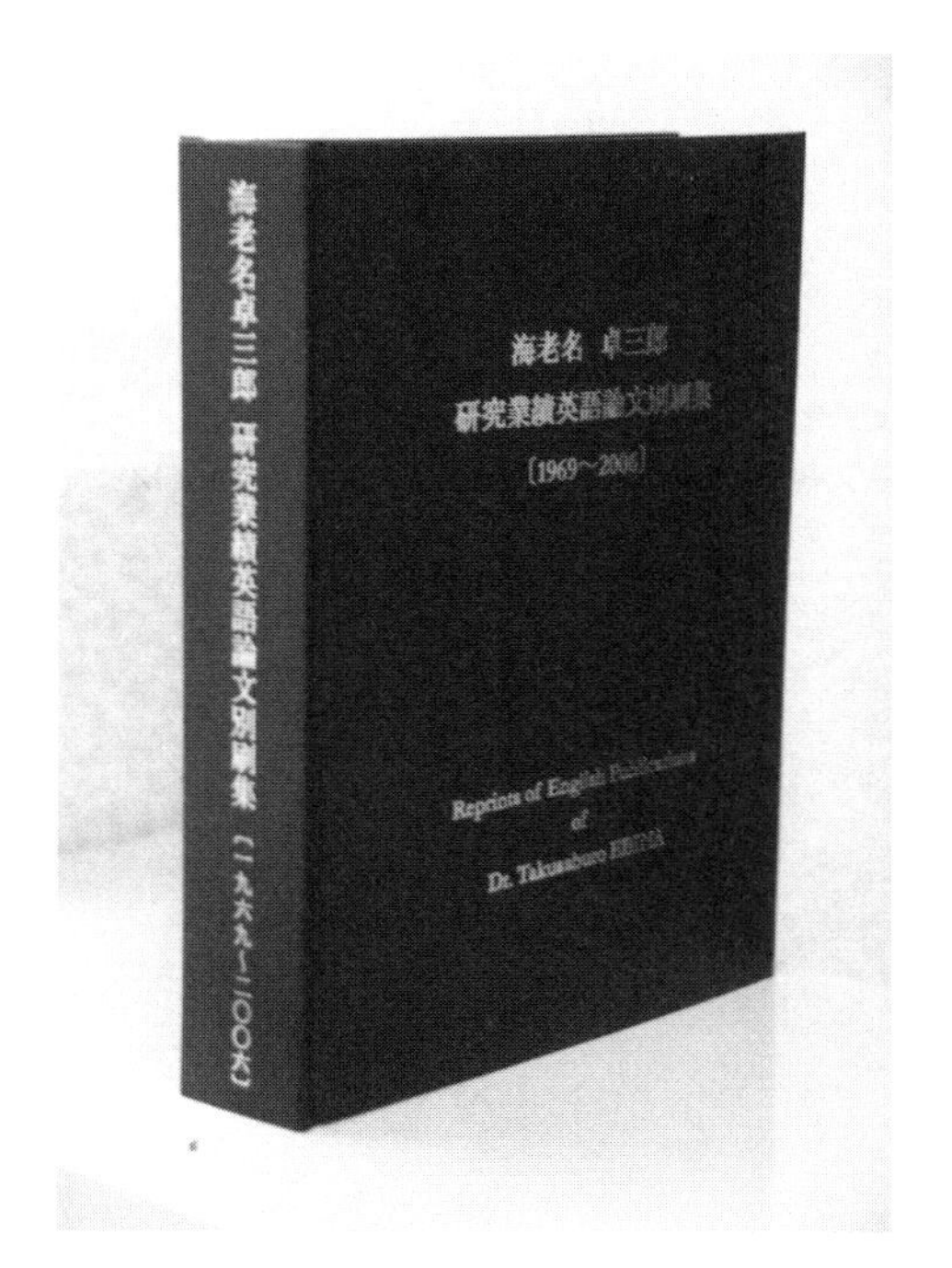

第2章

従来の免疫細胞療法の欠点

がん治療法のメリット・デメリット

ＢＡＫ療法について詳しく解説していく前に、本章では、がんの治療法の中でも、従来までの種類のものについて主に説明していきたいと思います。

免疫療法は従来のがん３大療法と比べ、治療の考え方に大きな違いがあります。

３大療法が「物理的な力や化学物質、放射線などを使って、がん細胞を直接攻撃して殺す」というものであるのに対して、免疫療法は、「体に備わった免疫力を人為的に強化してがん細胞を攻撃する」という「自分の体の力」を使う治療法です。

免疫療法は新しい分野のため、まだ研究段階にあるものも多く、また症例数も少ないため、現段階では３大療法に取って代わるような位置を与えられているわけではありません。

しかし副作用がほとんどなく、顕著な効果を示す症例も出てきているため、がんの４番目の治療法になるのではないかという期待を集めています。

３大療法との考え方の違いや、メリット・デメリットについて次頁の表２で整理してみますので参考にして下さい。

表2　がんの代表的治療法のメリット・デメリット

	治療法	メリット	デメリット
3大療法 がん細胞を直接攻撃して殺す方法	手術	早期のがんなら、切除することで治せる可能性が高い。	広範囲のがん、血液のがんには適用できない。切除により、身体、臓器の機能が損なわれる。がんの転移を促進する可能性も。
	抗がん剤	手術の難しい、広範囲のがんや、血液系やリンパ系のがんなどに良い。	正常細胞も殺す副作用が出ることがある。副作用が出た場合、QOL（生活の質）が低下する。
	放射線	脳腫瘍（脳のがん）などには特に有効。体を切らずに済むので比較的負担が少ない。	放射線が通過する際、正常な細胞も破壊される。破壊された組織は元に戻らないことも多い。
第4の治療法 体の防衛力を上げてがん細胞の増殖を抑える方法	免疫	副作用がほとんどなく、QOLが下がることが少ない。早期がんの場合、手術療法と組み合わせることで、再発や転移を防ぎやすい。	まだ、研究段階のものが多く、症例が少ない。

従来の免疫細胞療法は全てキラーT細胞（CD8陽性細胞）を利用した療法である

ここで免疫担当細胞について説明します。

静脈血を採取し、3000回転数くらいの軽い遠心をかけると下に赤血球、上に血清の液性成分にわかれますが、その中間層にいわゆる白血球が来ます。この白血球こそが免疫細胞です。免疫担当細胞も表3のようにわかれますが、従来の免疫細胞療法は全てキラーT細胞（CD8陽性細胞）を利用したもので、BAK療法は後述するようにCD56陽性細胞です。

ここで特異免疫というのは獲得免疫とも言い、がん組織を認識したキラーT細胞ががん細胞を殺すのに対し、非特異免疫というのは体内にあるがん細胞やウイルス感染細胞などを全て殺す自然免疫です。

ここに4種類の従来までの免疫療法について述べていきたいと思います。

表３　血球のいろいろ・免疫担当細胞とは

血球

- Ⅰ. 赤血球（酸素の運搬に関与する）
- Ⅱ. 血小板（血液凝固に関係する）
- Ⅲ. 白血球（免疫担当細胞）
    - 1．好中球（小食細胞）
    - 2．単球・マクロファージ（大食細胞）・樹状細胞
    - 3．リンパ球
        - a．Ｂリンパ球（抗体・免疫グロブリンを産生する）
        - b．Ｔリンパ球（CD3 という標識を持つ）

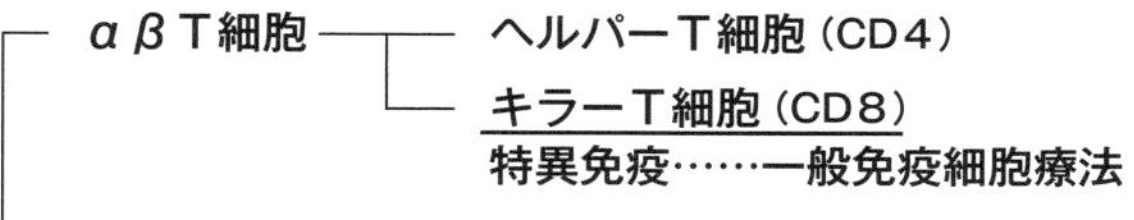

αβＴ細胞 ── ヘルパーＴ細胞（CD４）
　　　　　 └ キラーＴ細胞（CD８）
　　　　　　 特異免疫……一般免疫細胞療法

γδＴ細胞 ─┐
　　　　　　├ CD56 陽性細胞
c．ＮＫ細胞（CD16）─┘　非特異免疫…ＢＡＫ療法

d．ＮＫＴ細胞

①　キラーT（CTL）療法

従来の免疫細胞療法に使われるキラーT（CTL）療法はCD8陽性のマーカーを持ったリンパ球ですが、このCD8陽性細胞は図4に示すように腫瘍抗原とHLA（白血球抗原）の二つを認識して、はじめてがん細胞を殺すようになっています。ところが図5に示すようにがん細胞になるとHLA－1クラス抗原が30％に減少します。このためにキラーT細胞は30％のがん細胞しか殺せません。これは抗がん剤と同等程度の効果しかないということです。

更にキラーT療法の欠点はキラーT細胞に情報を与えるため、手術の時に腫瘍細胞を無菌的に採取しておかねばなりません。また培養細胞数も10億個程度で後述するBAK療法の10分の1です。

図４　CD8 陽性細胞によるがん細胞認識

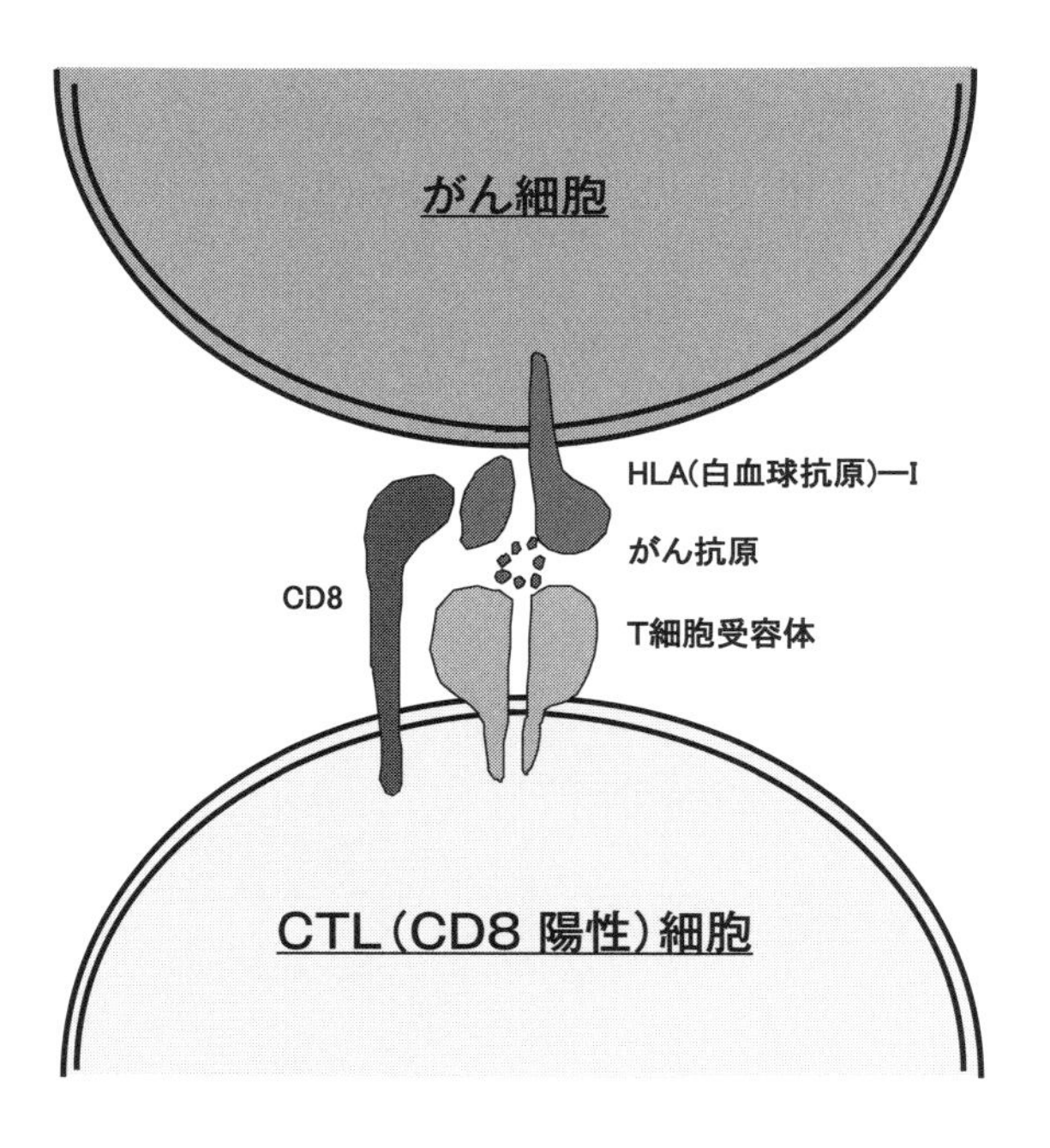

図5　がん細胞によるHLA-1抗原の消失

正常大腸上皮

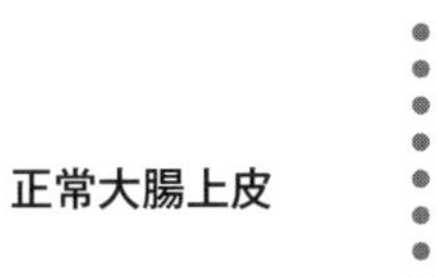

異形成腺腫

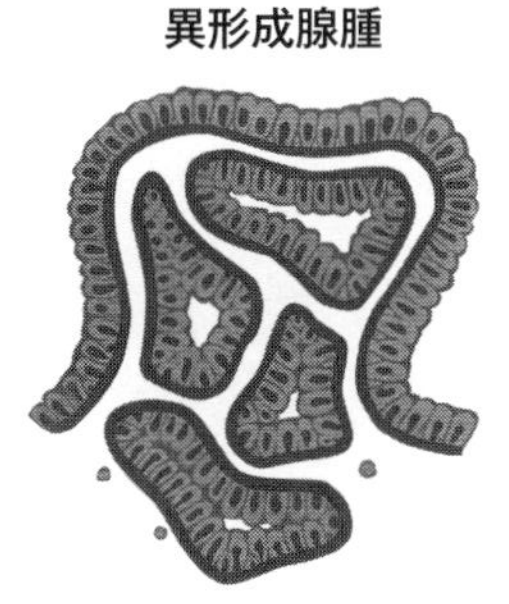

結腸癌

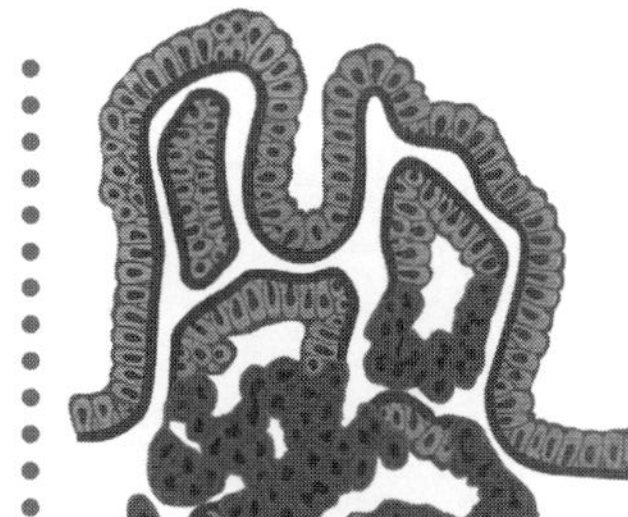

癌細胞の発生と共にHLA
クラスⅠ抗原が30%に減少する

② 樹状細胞療法

樹状細胞は試験管内で増殖できないので、患者さんの血液から樹状細胞だけを採取しなければいけません。そのためには高価な「自動白血球分離分取装置」が必要で、しかも患者さんはベッドに四時間くらい拘束されるという負担があります。更に細胞の活性化にはインターロイキンを使います。活性化した樹状細胞を体内に戻す時は、インターロイキンを完全に除去する必要があるのですが、どうしても多少は残ります。このため患者さんによって多少の差はありますが、かなりきつい吐き気、頭痛、むかつき、発熱等々のインターロイキンの副作用が出ます。更に樹状細胞にＣＴＬ細胞を活性化させて使いますので、効果は30％です。

③ ワクチン療法

ペプチドワクチンを皮膚に注射して②の樹状細胞を活性化して、その情報を①のＣＤ８陽性キラー細胞に与え、ＣＤ８陽性キラー細胞ががん細胞を殺すように仕向ける方法ですので、まずＨＬＡ抗原が合わないと効果がありません。日本人で最も多いＨＬＡ－Ａ２４で60％です。更にがん細胞になるとＨＬＡ抗原が70％欠如します。そこでワクチン療法は最大60×30で18％しか効果がないということになります。更にワクチン療法の欠点はペプチドと共にアジュバントという免疫賦活物質を皮膚に接種しますので、皮膚潰瘍など強烈な副作用が発生し、患者さんにとっては堪え難いという欠点があります。また①、②、③の療法はまだ自由診療なので一カ月の投与で30万円以上の高額な治療費がかかります。

④ 最先端医療を標榜する「免疫チェックポイント療法」「オプジーボ療法」

免疫（力）を無視してがんの克服は不可能です。免疫力を高める免疫療法がようやく散見され始めました。２０１４年9月、小野薬品などが悪性黒色腫（メラノーマ）の治療薬として発表した「オプジーボ」（一般名・ニボルマブ）の登場です。この薬は、国の保険が適用された初めての免疫療法になります。

この薬は「免疫チェックポイント療法」として大々的に報道されましたが、中身は図6に示すようにPD－1という分子標的に対する抗体療法で、今までに分子標的薬が多く発売されてきましたが、従来の抗がん剤と同じく、厚生労働省・医薬・生活衛生局監修「医薬品安全対策情報第二五六号」によると（表4）生命にかかわる副作用が出現し、更に悪いことに前述したCD8陽性キラーCTL細胞の活性を良くするものですので、良くて30％の効果しかないことが問題点として挙げられます。更に保険診療で認められたにもかかわらず一カ月で100万円以上という高額の医療費がかかり保険医療を圧迫しているのです。

最近東京在住の喉頭がん患者で、ある大学病院で診断を受け、放射線治療を受けたが転移が見つかり摘出手術を受けましたが再発し、このニボルマブを投与された方がいます。しかしその後、誤嚥性肺炎など病勢増悪が確認されました。そこでいろいろ調べた結果、私のところに辿り着きBAK療法を開始したところです。患者さんは「海老名先生のところに辿り着いたのが幸運だった」と話しております。

図6　CTL細胞におけるPD-1と抗PD-1抗体の関係

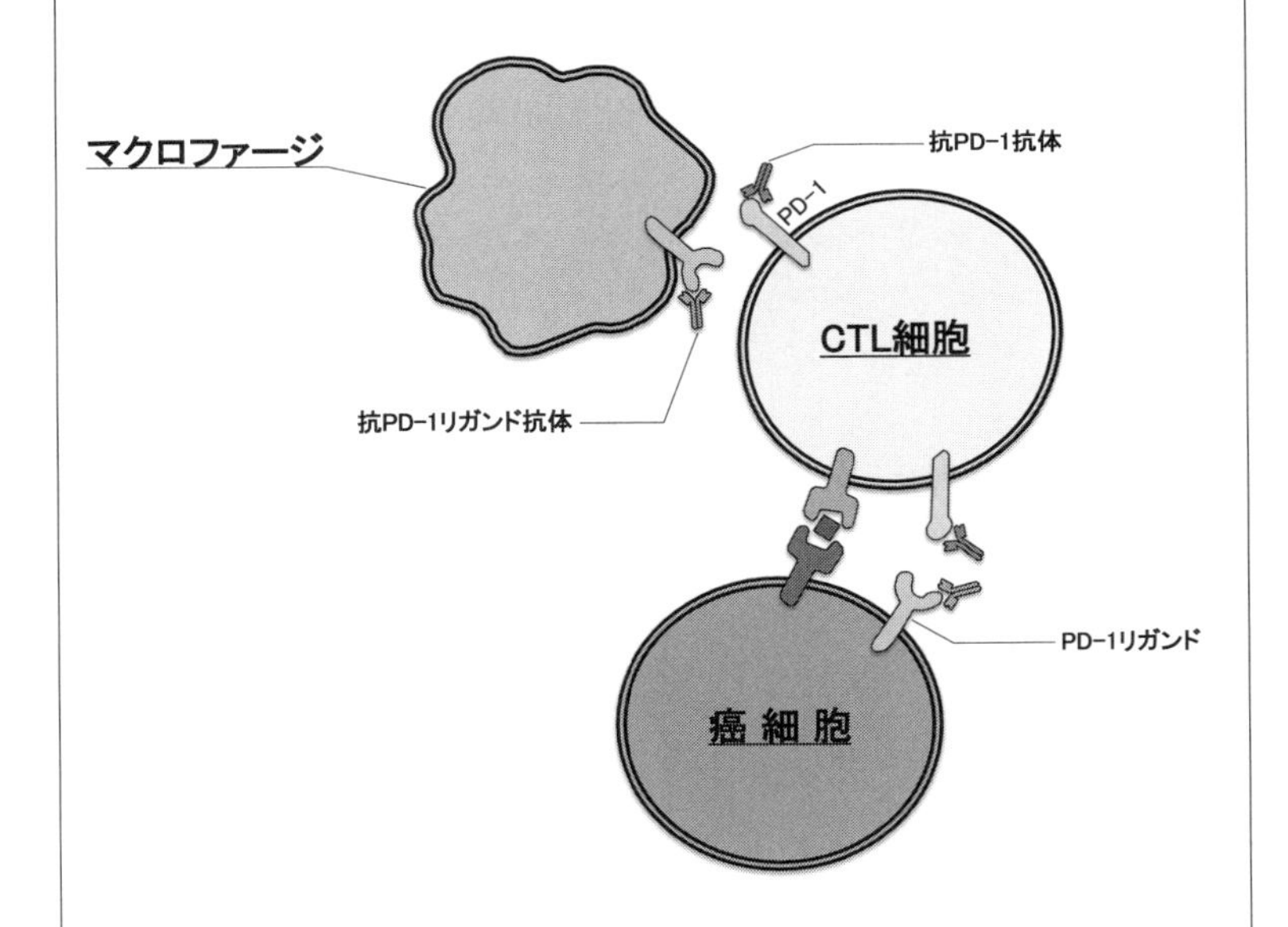

表4　オプジーボ（ニボルマブ）の副作用

ニボルマブ（遺伝子組換え）	429　その他の腫瘍用薬
改訂箇所	改訂内容
［効能・効果に関連する使用上の注意］ 一部改訂	「根治切除不能な悪性黒色腫、切除不能な進行・再発の非小細胞肺癌及び根治切除不能又は転移性の腎細胞癌の場合、本剤の術後補助化学療法における有効性及び安全性は確立していない。」
［用法・用量に関連する使用上の注意］ 一部改訂	「本剤の投与時には、悪性黒色腫では１回投与量として3mg/kg又は2mg/kgとなるように、非小細胞肺癌、腎細胞癌及び古典的ホジキンリンパ腫では１回投与量として3mg/kgとなるように必要量を抜き取る。」
［副作用］　追記	**〈再発又は難治性の古典的ホジキンリンパ腫〉** 「国内第Ⅱ相試験（ONO-4538-15試験）の安全性評価対象17例中、17例（100%）に副作用（臨床検査値異常を含む）が認められた。主な副作用（10%以上）は発熱７例（41.2%）、そう痒症５例（29.4%）、発疹４例（23.5%）、甲状腺機能低下症３例（17.6%）、疲労２例（11.8%）、倦怠感２例（11.8%）及び筋肉痛２例（11.8%）であった。〔承認時〕」
「その他の副作用」 一部改訂	「血液及びリンパ系障害：貧血、リンパ球減少症、白血球減少症、好中球減少症、好酸球増加症、血小板減少症、ヘモグロビン減少、リンパ節症、赤血球数減少、ヘマトクリット減少、白血球数増加、好中球数増加、単球数増加、単球数減少、好酸球数減少 心臓障害：徐脈、心房細動、心室性期外収縮、頻脈、動悸、伝導障害、心電図ＱＴ延長、不整脈、心肥大、心不全、急性心不全 内分泌障害：下垂体機能低下症、下垂体炎、血中コルチコトロピン減少、尿中ブドウ糖陽性、抗甲状腺抗体陽性、リパーゼ増加、アミラーゼ増加 代謝及び栄養障害：食欲減退、低カリウム血症、高尿酸血症、高血糖、低ナトリウム血症、糖尿病、脱水、高カリウム血症、高カルシウム血症、低カルシウム血症、高ナトリウム血症、低マグネシウム血症、低リン酸血症、低アルブミン血症、高コレステロール血症、高トリグリセリド血症、脂質異常症、血中クロール減少、血中リン増加、高マグネシウム血症、代謝性アシドーシス、総蛋白減少 腎及び尿路障害：血中クレアチニン増加、頻尿、蛋白尿、血尿、血中尿素増加、尿沈渣異常 呼吸器、胸郭及び縦隔障害：呼吸困難、咳嗽、発声障害、低酸素症、口腔咽頭痛、肺出血、胸水、しゃっくり、喉頭痛、鼻出血、アレルギー性鼻炎、喘鳴、鼻漏、鼻閉、喀血、サーファクタントプロテイン増加 その他：血中ＣＫ（ＣＰＫ）増加、ＣＲＰ増加、体重減少、体重増加、硬膜下血腫、真珠腫、気管出血、乳頭痛、細胞マーカー増加、血中ＣＫ（ＣＰＫ）減少、血中ＬＤＨ増加、組織球性壊死性リンパ節炎」
［その他の注意］　追記	「海外臨床試験において、本剤による治療後に同種造血幹細胞移植が実施された症例で、重篤な移植片対宿主病等の移植関連合併症が認められた。」

第3章

免疫細胞ＢＡＫ療法とは

——一問一答

がん3大療法の限界が明白になった近年、最先端医療と称して「免疫療法」に目を向け始めた医療機関が続出しています。患者にとっては歓迎できる動きです。その一方で、免疫療法というには的外れではないかと思えるような報告もされています。

第3章では、冒頭より再々紹介している「免疫細胞BAK療法」について、BAK療法のメカニズムや施術方法などについて、一問一答形式でわかりやすく解説して、前章で述べてきた一般に言われている多くの免疫療法との違いを明確にしていきますので、がん免疫療法選択の指針として頂きたいと思います。

Q① BAK療法はどのような療法か教えて下さい

副作用がほとんどなく、「第4のがん治療法」として期待されている免疫療法の一つ、それが「BAK療法」です。

免疫療法とは、自分の体に備わった「免疫力」を強化して、がん細胞に対抗する療法です。副作用がほとんど生じないのは、自分の体がもともと備えている力を使うからです。こうした利点から、さまざまな種類の免疫療法が注目を集めています。

私は、この免疫療法を専門的に研究するうちに、がんを殺す能力が極めて高い「CD56陽性細胞」という免疫細胞を世界で初めて発見しました。

CD56陽性細胞は血液の中に存在し、体中を巡って体を外敵から守る働きをしている免疫細胞です。そして、血液から採取したこの細胞を特殊な方法で培養して100億個まで増殖させ、再び体内に戻すというBAK療法を開発したのです。

BAK療法はこれまでの免疫療法に比べ血液の採取方法も簡単で、扱う細胞の殺傷能力が高く、培養によって増やす細胞の数も格段に多いので、高い治療効果を得るに至っています。

副作用が生じないだけでなく、CD56陽性細胞は、人間に快感を与える「βエンドルフィン」という物質を分泌する性質も持っているため、細胞を増やして体内に戻した後の数日間は、非常に心地良い気分が続くというメリットもあります。
この治療法の様々なメリットについては後で詳しくご説明します。

Q② がんになる仕組みについて教えて下さい

どんな人の体にも、毎日がん細胞が発生していることをご存じでしょうか？ 一日に3000個、あるいは数万個など諸説ありますが、いずれにしても、人の体に毎日がん細胞が発生していることに変わりありません。

がん細胞は、正常細胞をがん細胞に変化させる「がん遺伝子」の勢いを、がん化を防ぐ「がん抑制遺伝子」が防げなくなった時に発生すると考えられています。

がん遺伝子とがん抑制遺伝子は合わせて200ほどの種類があり、そのうちの5つの遺伝子が突然変異を起こすと、がん細胞が「完成」します。この完成までには通常、長い時間がかかります。

がん組織の種類を簡単に説明しておきます（表5）。一般に体の組織の一部が病的に増殖したものを、「腫瘍」と呼びます。腫瘍のうち、最初にできた場所（原発巣）から他の組織に広がったり（浸潤）、他の場所で発生したり（転移）していないものを「良性腫瘍」といい、これは手術などで取ってしまえば問題ありません。

やっかいなのは、浸潤や転移を起こす「悪性腫瘍」であり、これを広義の「がん」と呼びます。がんのうち、体の上皮組織（皮膚、消化器、呼吸器、泌尿器など）にできたものを狭義の「がん」（がん腫）と呼びます。

そして、上皮組織以外の場所（骨、軟骨、筋肉など）にできたものが「肉腫」です。がんと肉腫のように固形状になる「固形がん」の他に、血液系やリンパ系が冒される「血液がん」という種類もあります。

では、なぜがんと診断される人と、されない人が出てくるのでしょうか。

そこに、免疫力が関係してきます。がんにならない人は、がん細胞が発生しても、免疫細

表５ がんの種類

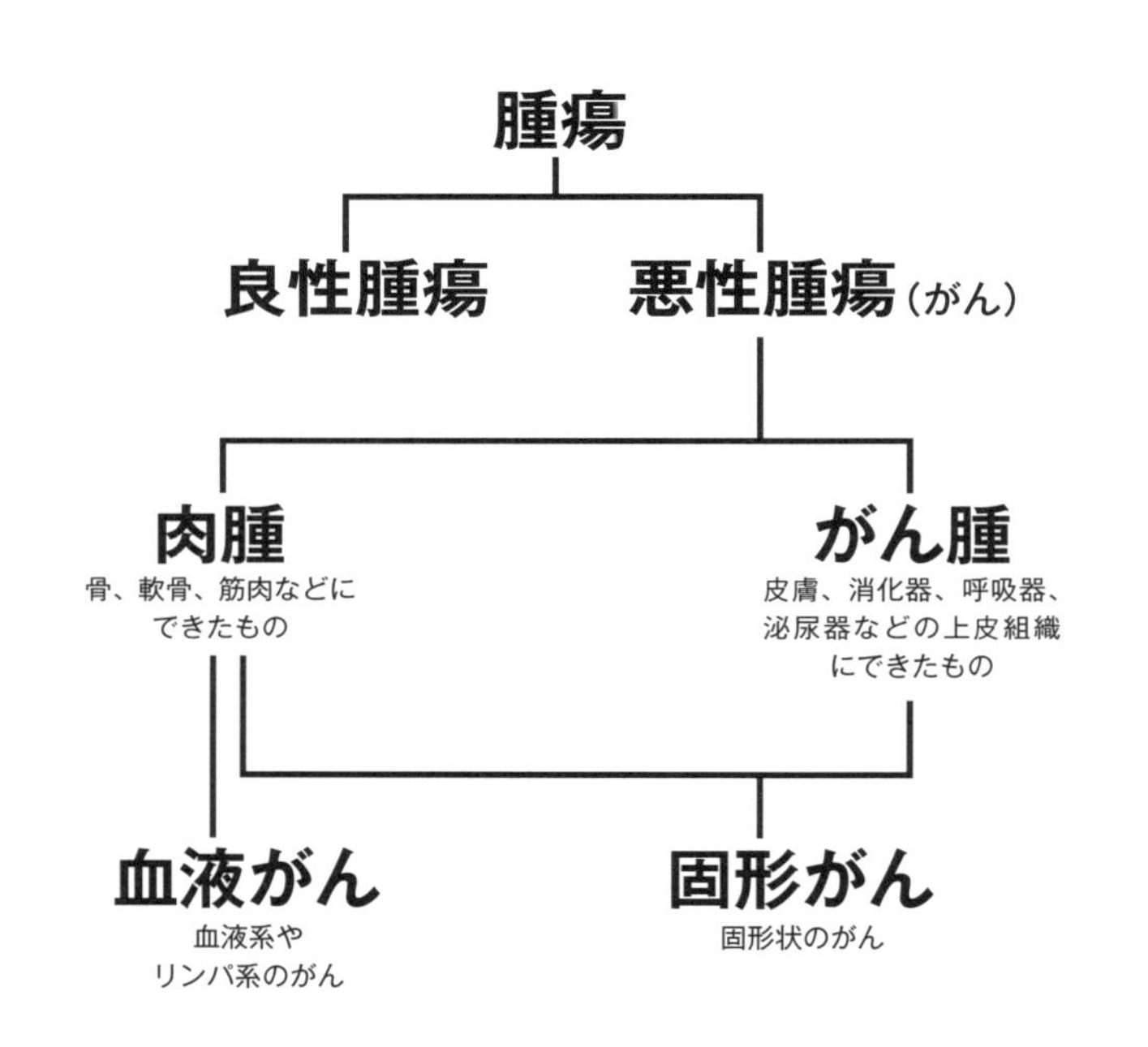

腫瘍
良性腫瘍
悪性腫瘍（がん）
肉腫
骨、軟骨、筋肉などに
できたもの
がん腫
皮膚、消化器、呼吸器、
泌尿器などの上皮組織
にできたもの
血液がん
血液系や
リンパ系のがん
固形がん
固形状のがん

胞ががん細胞を殺し、がん細胞の増殖を抑え込んでいます。

がんになる人は、がん細胞が発生し増殖し始めた時に、免疫力で充分に抑え込めなかったということになります。

免疫力が弱まってしまう要因としては、長い間ストレスや悩みなどを抱えていることなど、様々なものが考えられます。

Q③ BAK療法の中心であるCD56陽性細胞について説明して下さい

私たちはこれまでの常識を疑ってCD3抗体というT細胞のマーカーを、ある方法でリンパ球を処理したところCD56という新しいマーカーを持った細胞が増殖してくることを確かめました。

CD56陽性細胞は元々神経細胞接着因子であり、精神・神経系のマーカーで、強力なキラー細胞を持った免疫系細胞でもあり、βエンドルフィンを産生する内分泌系細胞であることを私たちは突き止めました。

生物学では神経・免疫・内分泌の3機能は動物生存に必須の機能であることが知られており、CD56陽性細胞はそれら機能を持った多機能（NIE）統合細胞であることがわかりました（図7）。

さらに良いことに、CD56陽性細胞はCD158というキラー抑制受容体（KIR）を持ち、正常細胞が持っている白血球抗原（HLA）を認識し、正常細胞を殺さないことがわかっています（図8）。

すなわち、CD56陽性細胞を使うBAK療法は正常細胞を殺さないので副作用がないという大きな特徴を持っています。一方、図9に示すように多彩な方法でCD56陽性細胞はがん細胞を殺しているのです。

そしてCD56陽性細胞はNK細胞とγδT細胞が含まれています。

γδT細胞は日本人最初のノーベル生理学・医学賞受賞者利根川進博士が腸管免疫に関係している新しいタイプのT細胞として見つけたもので、私たちががん細胞を殺す能力を持つキラー活性を持っていることを確かめました。

図７　スーパーキラー細胞、CD56陽性細胞が関与する多機能

CD56陽性細胞は、
神経、免疫、内分泌の
３つの機能・特長を併せもっている。

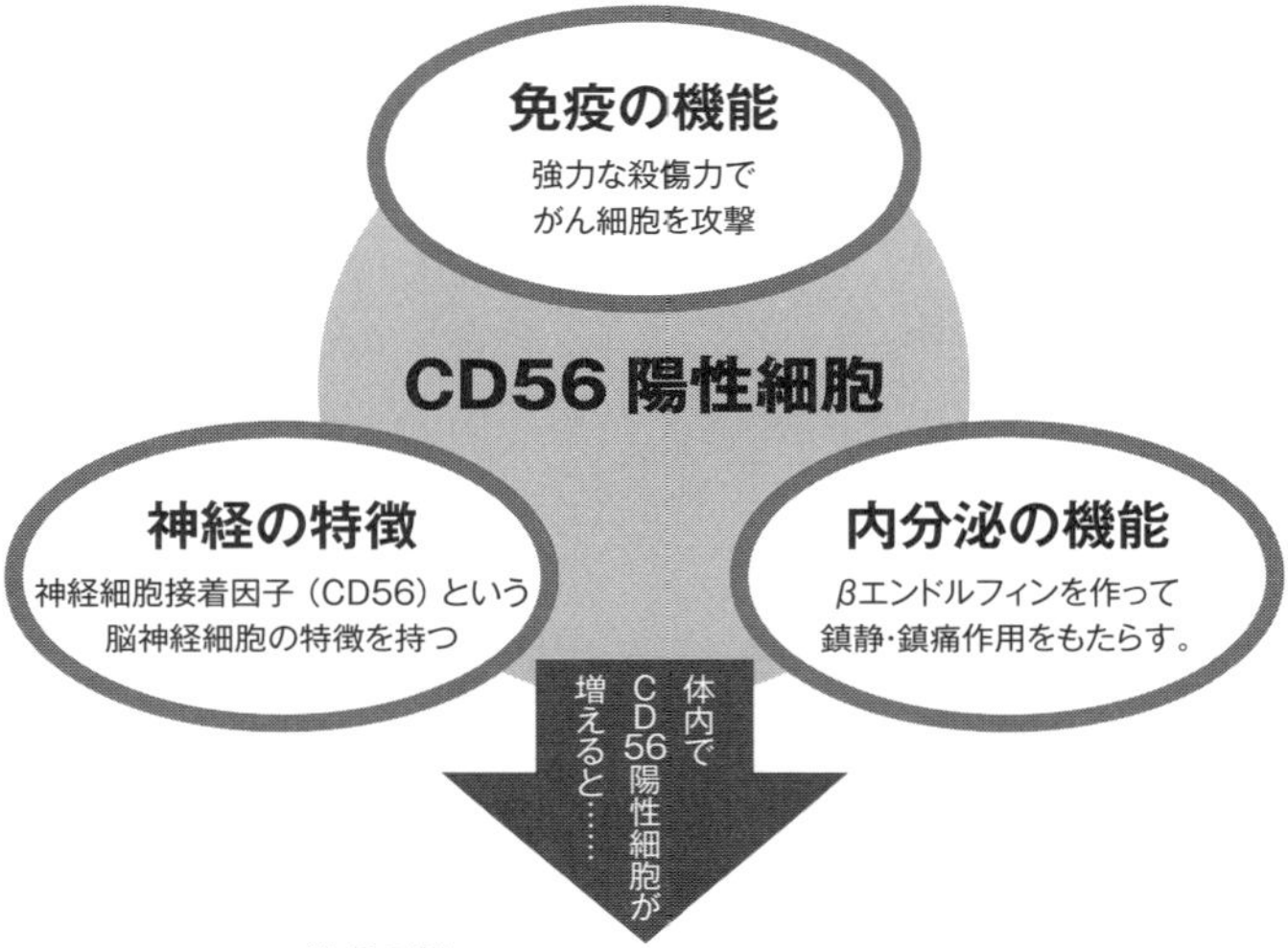

免疫の機能
強力な殺傷力で
がん細胞を攻撃

CD56陽性細胞

神経の特徴
神経細胞接着因子（CD56）という
脳神経細胞の特徴を持つ

内分泌の機能
βエンドルフィンを作って
鎮静・鎮痛作用をもたらす。

体内でCD56陽性細胞が増えると……

QOL（生活の質）がアップする!

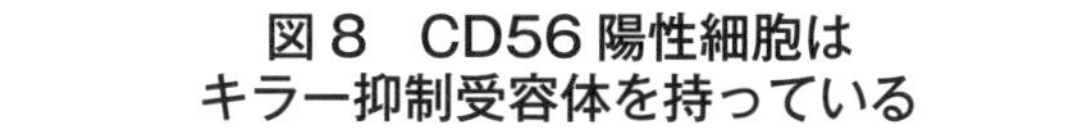

図８ CD56 陽性細胞は
キラー抑制受容体を持っている

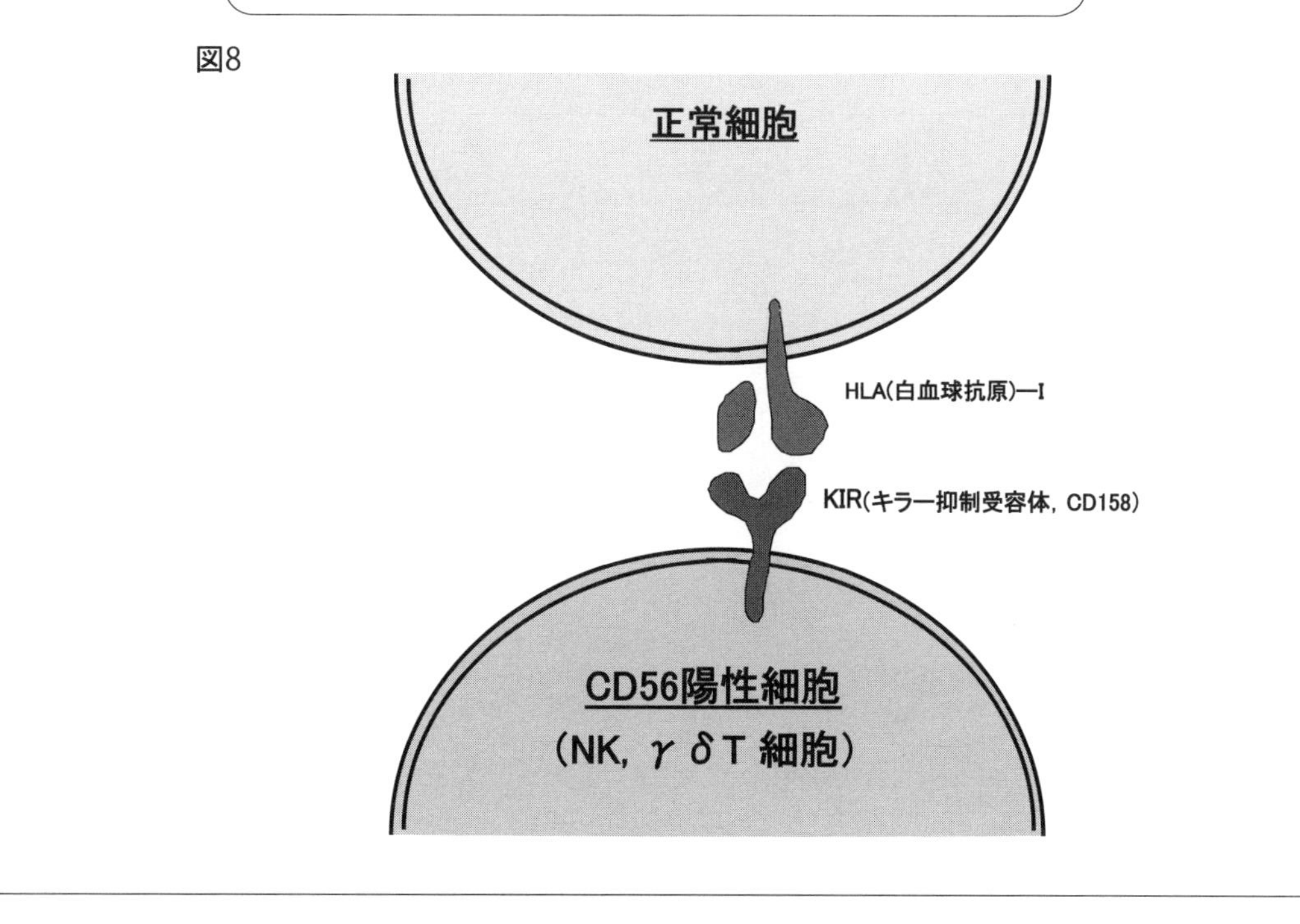

図９　CD56 陽性細胞は NK 活性化受容体 NKG2D など多くの方法でがん細胞を殺している

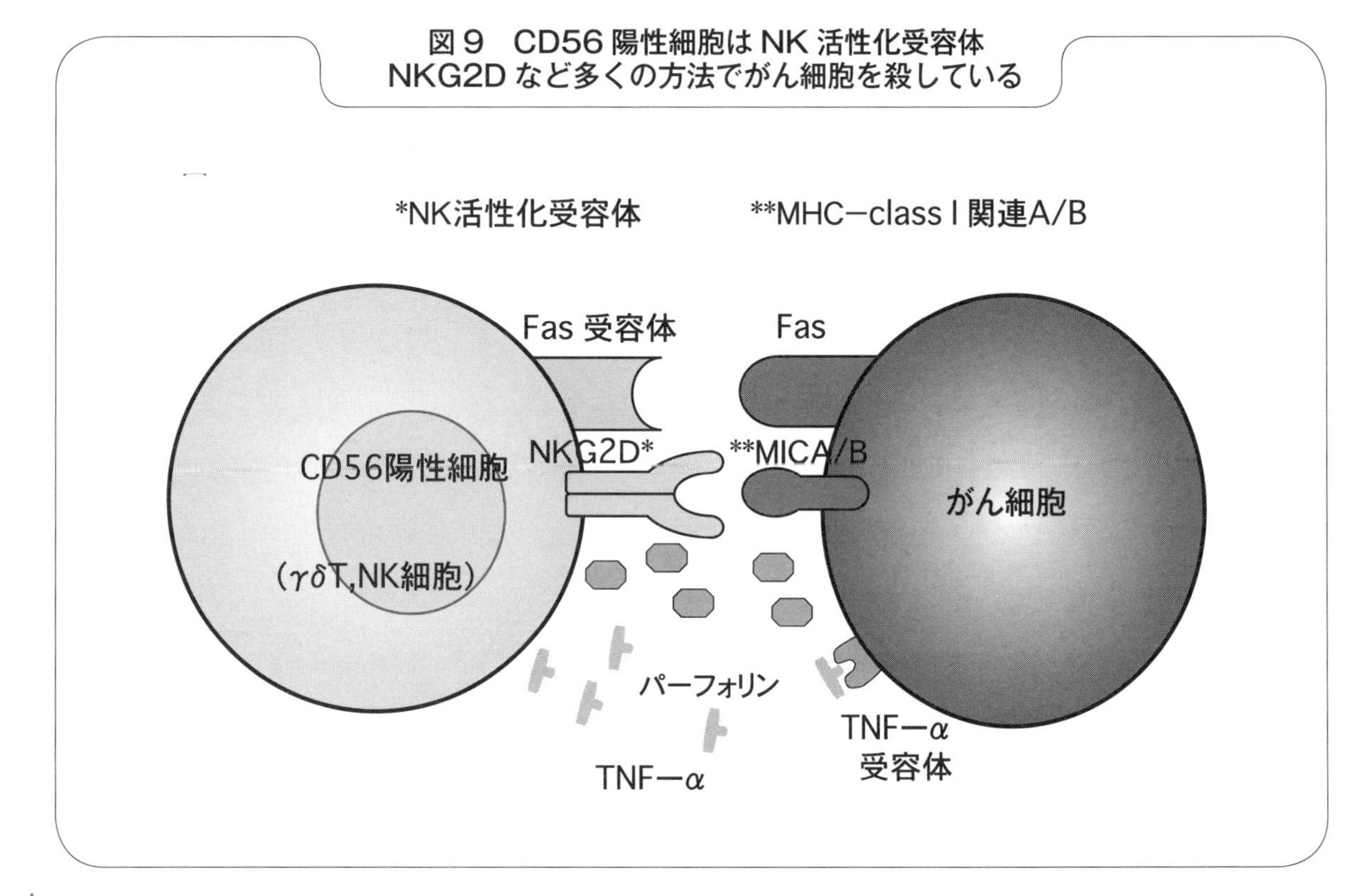

Q④ CD56陽性細胞の特徴について もう少し詳しく教えて下さい

心の持ち方と免疫力がどのような関係にあるか、医学界でもさまざまな意見が出されています。免疫学者である新潟大学大学院教授の故・安保徹先生のように、その接続点として「自律神経」が重要な働きをしていると考えている方もいます。

私は、心の持ち方と免疫力の関係、また心の持ち方とがんの罹りやすさにおいて、「CD56陽性細胞」という免疫細胞の一種が大事な役割を担っているのではないかと考えています。

CD56陽性細胞は、私が発見したスーパー免疫細胞とも呼べる細胞で、体を外敵から守る役割を担う白血球の一種です。他のどの白血球よりがんの殺傷能力が高い上、攻撃できるがん細胞の種類が多く、現時点では、がん細胞にとって最大の天敵です。

そしてCD56陽性細胞は、他の白血球と同様、幸福感にあふれた精神状態にある時に作られるβエンドルフィンによって活性化されます。のみならず、驚くべきことに自身もβエンドルフィンを出す能力を持ち、体の免疫力をさらに押し上げる働きも持っているのです。

ストレスフルな生活が続くと、ＣＤ56陽性細胞の活性度は落ち、がん細胞を殺す能力が下がってしまいます。逆に、ストレスをすっきり処理しながら、幸福感に満ちた生活を続けると、ＣＤ56陽性細胞は活性化され、がん細胞を殺す能力は高まり、βエンドルフィンをより多く作り出して、ＣＤ56陽性細胞自体を含む免疫細胞全体を活性化させます。このように、ＣＤ56陽性細胞は、心の状態と免疫力との間で、がんを防ぐための重要な役割を果たしていると言えるのです。

Q⑤ 免疫力について教えて下さい

「免疫」とは、わかりやすく説明すると、「自分の体の組織」と「異物」(本来、自分の体の中にはないもの)を区別し、異物を排除して体を守る働きのことです。

異物には、体の外から入ってきた細菌やウイルスのような「外なる異物」と、ウイルスによって冒された細胞やがん細胞のような「内なる異物」があります。

具体的には、「白血球」が、これらの異物を排除する役割を果たしています。

白血球とは、通常、血液やリンパ液の中を流れている免疫細胞のことです。白血球そのものにも多くの種類があり、それぞれが役割分担をして多様な働きをしています。

「異物を直接食べる」「武器を使って異物を攻撃する」「他の白血球に攻撃の指令を出す」などの機能を発揮しつつ、互いに連携して、まるで高度に組織化された防衛軍のように、侵入してきた細菌やウイルス、がんのような突然変異を起こした細胞を排除して体を守っています。

免疫療法で強化する「免疫力」とは、一般的には、「病気への抵抗力があること」「自然治癒力で病気が治ること」と説明されています。文字通り、「疫（病気）」を「免れる」力であり、病気にならないための力、病気を治す力という意味です。

つまり、一言で言えば免疫力とは、「白血球の働きにより体から病気を守る力」と考えると理解しやすいと思います。

ひいては、がんの免疫療法とは、一つひとつの白血球の機能を活性化させたり、白血球の数を増やしたりして免疫力を高め、がん細胞の増殖を抑える療法の総称です。

白血球を強化する手法や、強化する白血球の種類によって、いくつかの種類の療法にわかれていて、ＢＡＫ療法もその一つになります。

Q⑥ BAK療法とCD56陽性細胞について更に詳しく教えて下さい

BAK療法の働きについて詳しく解説します。

・NK細胞（39ページ写真6）

NK細胞の「NK」とは、「ナチュラルキラー（生まれながらの殺し屋）」という意味です。ウイルスなどで変化した細胞やがん細胞など、「内なる異物」を発見すると片っ端から殺していく細胞で、がん細胞の天敵と言えます。この細胞は、獲得免疫チームのキラーT細胞が攻撃できないタイプのがん細胞（がん細胞全体の約7割）を攻撃することができます。

・γδT細胞（77ページ写真8）

NK細胞と同じように、強力な殺傷能力を持った免疫細胞です。

前述した通り、この細胞はノーベル賞受賞者の利根川進博士によって発見され、これまで腸管の上皮でのみ活動していると思われていましたが、私は、この細胞が血液中にも存在してがん細胞を殺していることを、世界で初めて発見しました。

NK細胞と同様、キラーT細胞が攻撃できないタイプのがん細胞を攻撃します。

・CD56陽性細胞

NK細胞とγδT細胞の中でも、特別なタイプの細胞で、これも私が世界で初めて発見しました。スーパー免疫細胞とでも呼べるような細胞です（66ページ図7）。

この細胞は、NK細胞やγδT細胞と同じように、キラーT細胞が殺せないタイプのがん細胞を殺す力を持っている上、その殺す力がより強力なのです。

また、キラーT細胞とは異なり正常細胞は殺さない特徴を持っているので、副作用がないという長所があります。

さらに、βエンドルフィンという物質を分泌します。βエンドルフィンは「快感ホルモン」

で鎮静・鎮痛作用があるため、CD56陽性細胞が多くなると気分が良くなります。そればかりか、βエンドルフィンは他の免疫細胞の殺傷力を強化する働きもあるので、CD56陽性細胞は免疫機能を増強する力も持っているわけです。

言い換えれば、CD56陽性細胞は、免疫、神経、内分泌の3つの機能・特徴を併せ持った「多機能統合細胞」だと言えるのです。

がん細胞が発生すると、3つの免疫チームのそれぞれの細胞が、極めて密接に連携しながらがん細胞を攻撃していきます。その壮大で緻密なシステムは、先ほども述べたように、優秀な防衛軍を思わせます。しかし、ストレスが続くなど免疫力自体が落ち込むと、その隙をかいくぐってがん細胞が増殖していくことになります。

免疫療法とは、この免疫力を人為的に高め、がん細胞を抑え込もうという治療法なのです。

現在行われている免疫療法は、獲得免疫チームのキラーT細胞を増やしたり、キラーT細胞にがんのタイプを記憶させたりするなどして、がんへの攻撃力を上げる方法が一般的です。

しかし、キラーT細胞は、殺せるがん細胞が、がん細胞全体の約3割と限られている上、正常細胞も攻撃することがあるという弱点を持っています。

こうした弱点を解決する療法の一つとして、BAK療法があるのです。BAK療法では、NK細胞、γδT細胞を増やし、いずれもキラーT細胞が攻撃できないがん細胞を攻撃できるので、より効果が見込まれるのです。

写真８　位相差電子顕微鏡による
αβT、γδT 細胞の表面上の差異

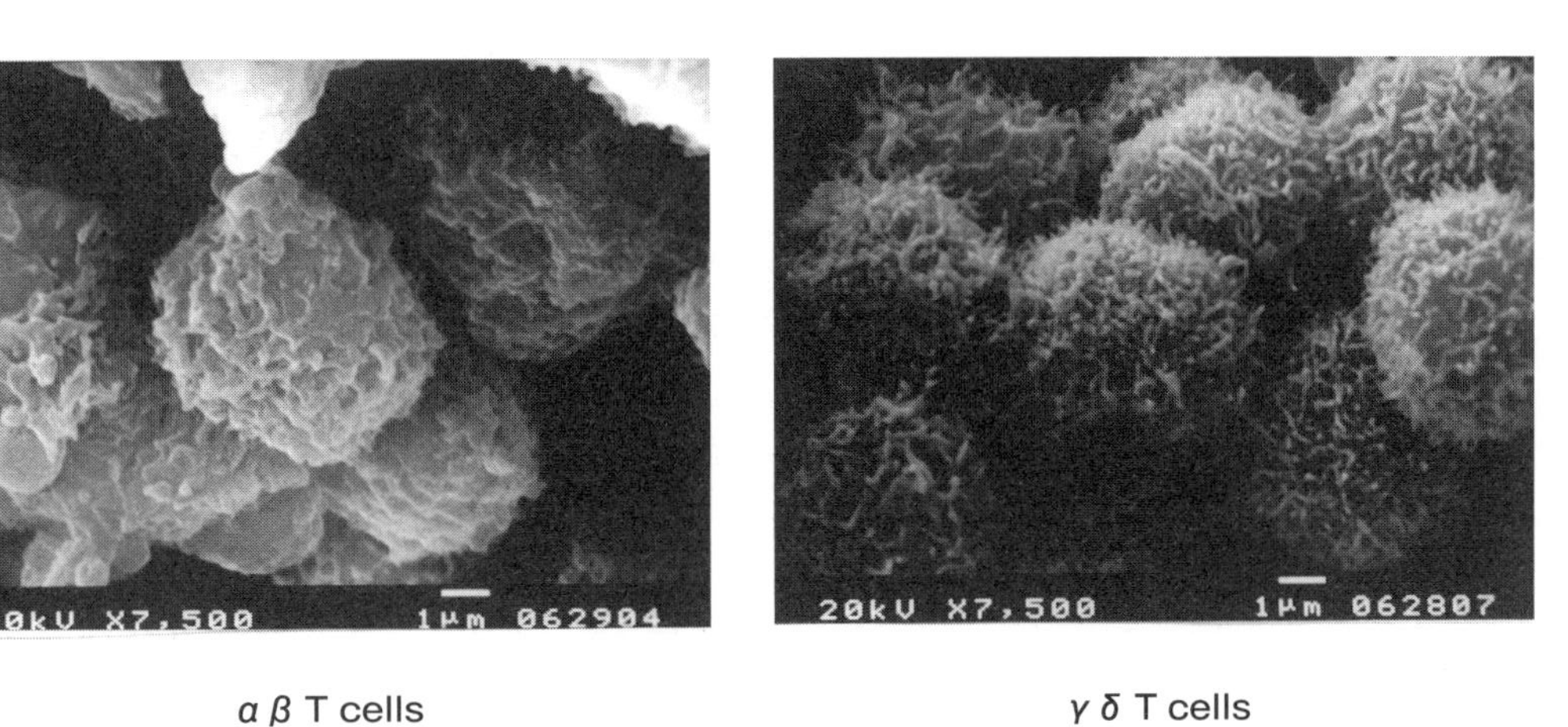

αβ T cells　　γδ T cells

Q⑦ BAK療法の培養方法・患者さんへの投与方法について説明して下さい

まず外来にて患者さんから末梢血を20㎖採血します。今まで人のリンパ球を増殖させるには他人の血清を2％加えることが必要でした。他人の血清を入れることは未知のウイルスに感染する恐れがあることと、何度も人に投与するとアレルギーを発症する恐れがありました。

そこで私たちはＥ（海老名Ｅｂｉｎａ のＥ）培地と無血清ＡＬｙＳ培地を考案することにより他人の血清を入れることなくリンパ球を増殖させることに成功し、２週間で１００億個の活性化自己リンパ球を増殖させることに成功しました。

他の免疫細胞療法では同じ期間で一桁少ない10億個しか増やすことができません。この差には大きな意味があり、径１㎝のがん組織は10億個のがん細胞からできていますので、１㎝未満のがんであれば１００億個のＢＡＫ細胞で完全に消失させることができ、１㎝以上の大きながんに対しては、その増殖を抑えて大きくならないようにして「がんと共生して」長生きでき、まさに私たちが考えるような理想的な結果が出ています。

培養の最後に無菌状態の免疫細胞に15分だけインターフェロン（IFN）を作用させて活性度を高めます（34ページ図2）。その後インターフェロンは完全に洗い流します。インターフェロンを作用させる時間は短いので、インターフェロンが残ることはありません。こうして得た100億個のCD56系免疫細胞は超活性化されています。

こうして2週間かけて超活性化した、患者さん自身の100億個のスーパー免疫細胞を200mℓのリンゲル液に入れ外来にて患者さんに1時間かけて静脈点滴で体に戻します。

すなわち患者さんに月2回外来に通える元気さがあれば誰でも治療を受けられる手軽さがあります。

Q⑧ BAK療法の治療の手順について、更に教えて下さい

BAK療法はインターフェロンなどを特殊な方法で用いるため、2007年1月19日、「キラー活性を増強したリンパ球」として、特許を取得しています。治療の手順は次の通りです。

①初回の来院時に、患者さんから20㎖だけ血液を採取します。

②血液中に存在する約3000万個の免疫細胞を、その後2週間かけて特殊な方法で増やします。

③インターフェロンという生物製剤を15分だけ加えて免疫力を高めた後、インターフェロンを洗い流します。以上の処理によって、免疫細胞は100億個にまで増加します。

④血液採取から2週間後に、患者さんに再来院してもらい、点滴で培養した免疫細胞を1時間で体に戻します。

この①～④だけで治療は終わりです。副作用により寝込むこともないので、生き生きと生活しながら治療が可能です。

免疫細胞の寿命はだいたい2週間のため、処置をした免疫細胞を体内に戻してから2～3週間後にまた採血に来院してもらい、さらに、その2週間後に同じく処理をした免疫細胞を体内に戻すという形で、1カ月に1度、免疫細胞を補っていくことになります。

このサイクル4回を1クールとし、最低1クール、つまり4カ月間で4回、培養によって増強された自分の免疫細胞を投与します。

理想は毎月1回の投与を5年間続けてもらうことですが、状態を見ながら投与の間隔を2～3カ月に1度というように空けていくことはできます。ただし、間隔が3カ月を超えると、がんが再発する可能性も出てきますので注意が必要です。

Q⑨ ＢＡＫ療法はなぜ副作用がないのか　もう一度説明して下さい

ＣＤ56陽性スーパーキラー細胞はＣＤ１５８陽性というキラー抑制受容体を持ちＨＬＡ－１を持った正常細胞を認識し、正常細胞を殺さない特徴があり副作用を起こさないのです（67ページ図８）。これが従来のＣＤ８陽性ＣＴＬキラー細胞と違う点で、これは予備実験で自己正常細胞を殺さないことを確かめてあります（図10）。

ＣＤ56陽性細胞を使ったＢＡＫ療法で副作用もどきの微熱が出る例がありますが、それは問題ありません。これは傍腫瘍症候群といって体の中で発生した異常な自己細胞（がん細胞やウイルス感染細胞）をリンパ球が攻撃している証なのです。この時微熱が出て体がだるいことがあります。つまり本格的ながんになる前にリンパ球は何度もがんを殺しているのです。更にがん細胞は熱に弱く、がん温熱療法があるくらいですので、解熱剤を使って熱を下げることは良くないのです。

図10 CD56陽性細胞とCD8陽性細胞では自己正常細胞を殺すかどうかが違う

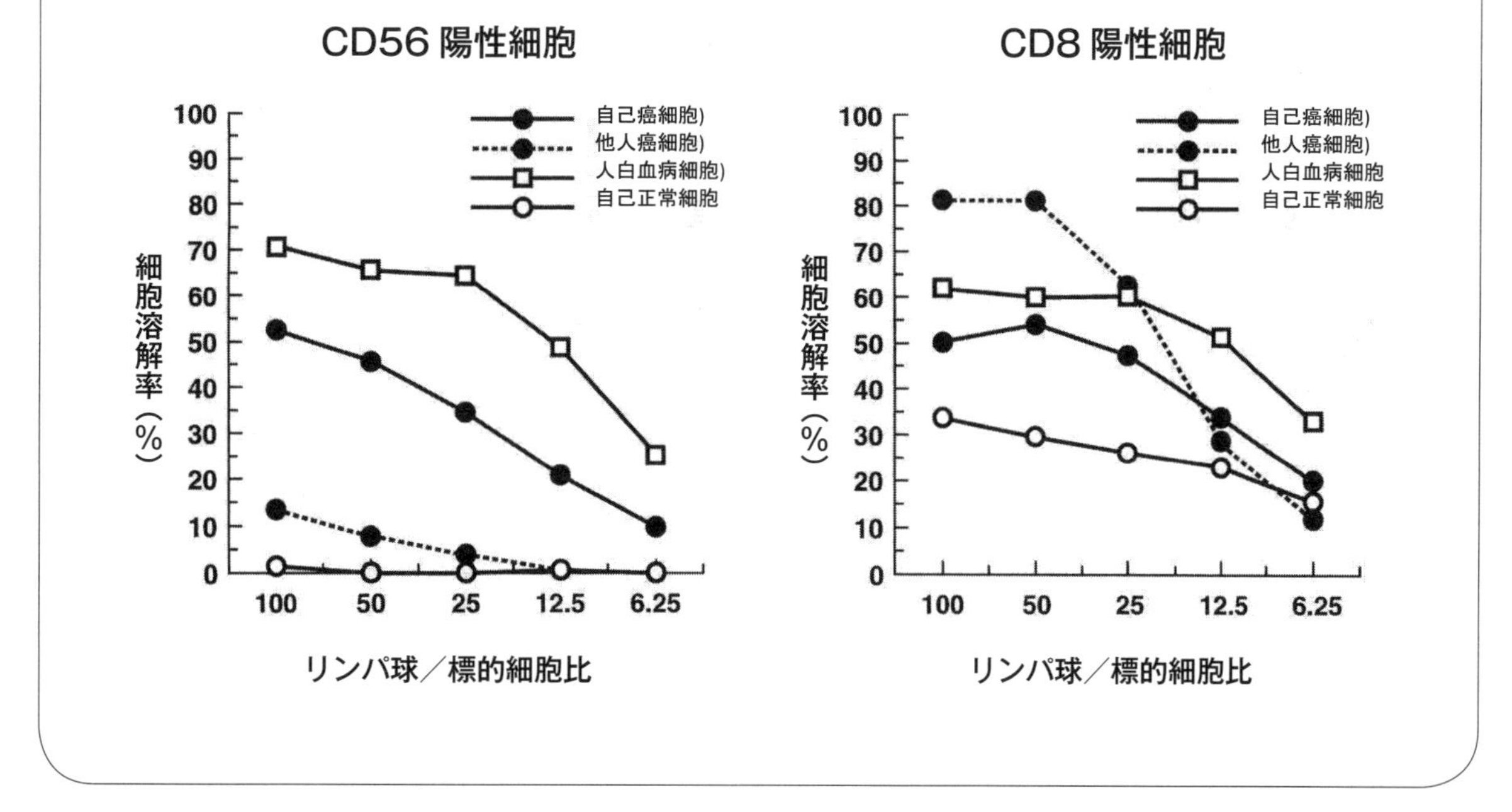

Q⑩「再生医療等の安全性の確保等に関する法律」について教えて下さい

２０１５年11月に「再生医療等の安全性の確保等に関する法律」が制定され、がん免疫細胞治療など再生医療を行っている医療機関は「再生医療等提供計画」を厚生労働大臣に届出しなければならないことになりました。このためには再生医療等提供計画が提供基準に適合しているかどうかについて、あらかじめ「認定再生医療等委員会」の審査を受けなければなりません。

私たちは、独立行政法人・医薬品医療機器総合機構（ＰＭＤＡ）の施設調査を受け、「特定細胞加工物製造許可証」（施設番号ＦＡ２１５０００１）（表6）を得て、「免疫細胞ＢＡＫ療法による固形がん治療」の「再生医療等提供計画」を厚生労働省東北厚生局に届出し、受理されました。２０１５年11月以降に届出が受理されないまま再生医療を提供すると法律違反になり、3年以下の懲役若しくは３００万円以下の罰金が適用される場合があります。

Ｑ⑪　ＢＡＫ療法は2016年1月、「再生医療」として厚生労働省の認可が下りたそうですが、再生医療として認められた経緯を教えて下さい

私たちは今までの「がんを縮小させよう」という発想から転換し「がんと共生して延命しよう」と考え、１９９６年11月に健康誌「ＮＨＫきょうの健康」で「免疫細胞ＢＡＫ療法」を発表したところ、関東の２つのクリニックが私の名前を騙り、ＢＡＫ療法と称する全く別の免疫細胞療法を行っていました。

そこで私は「キラー活性を増強したリンパ球」の有用特許を独立行政法人科学技術振興機構から取得し（表7）、更に「ＢＡＫ療法」の商標登録を取得し（表8）、この独自の治療が真似されないようにしました。即ち勝手に免疫細胞療法と称して金儲けをすることを防ぐため、厚生労働省に届出して認可を得ることを必要にしたのです。

表６　特定細胞加工物製造許可証

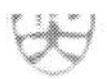

特定細胞加二物製造許可証

氏　　　　　　　　名　　公益財団法人　仙台微生物研究所
代表理事　海老名　卓三郎

細胞培養加工施設の名称　　公益財団法人　仙台微生物研究所

細胞培養加工施設の所在地　　宮城県仙台市青葉区南吉成６－６－６

再生医療等の安全性の確保等に関する法律第３５条第１項の規定により許可された特定細胞加工物製造事業者であることを証明する。

平成２７年１０月２３日

東北厚生局長　　宮本　真司

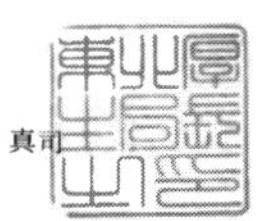

許可番号　ＦＡ２１５０００１

有効期間　平成２７年１０月２３日から

平成３２年１０月２２日まで

表7 特許証

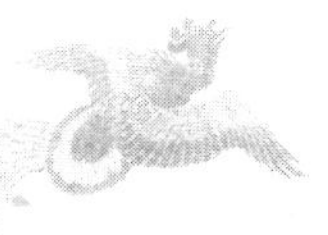

特　許　証
(CERTIFICATE OF PATENT)

特許第３９０４３７４号
(PATENT NUMBER)

発明の名称(TITLE OF THE INVENTION)

キラー活性を増強したリンパ球

特許権者(PATENTEE)

埼玉県川口市本町４丁目１番８号

独立行政法人科学技術振興機構

発明者(INVENTOR)

海老名　卓三郎

出願番号(APPLICATION NUMBER)	特願２０００－１４６３９２
出願年月日(FILING DATE)	平成１２年　５月１８日(May 18,2000)

この発明は、特許するものと確定し、特許原簿に登録されたことを証する。
(THIS IS TO CERTIFY THAT THE PATENT IS REGISTERED ON THE REGISTER OF THE JAPAN PATENT OFFICE.)

平成１９年　１月１９日(January 19,2007)

特 許 庁 長 官(COMMISSIONER, JAPAN PATENT OFFICE)

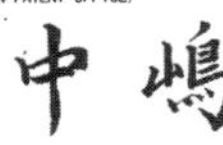

中嶋　誠

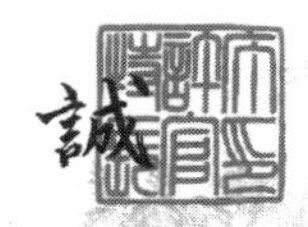

表８　商標登録証

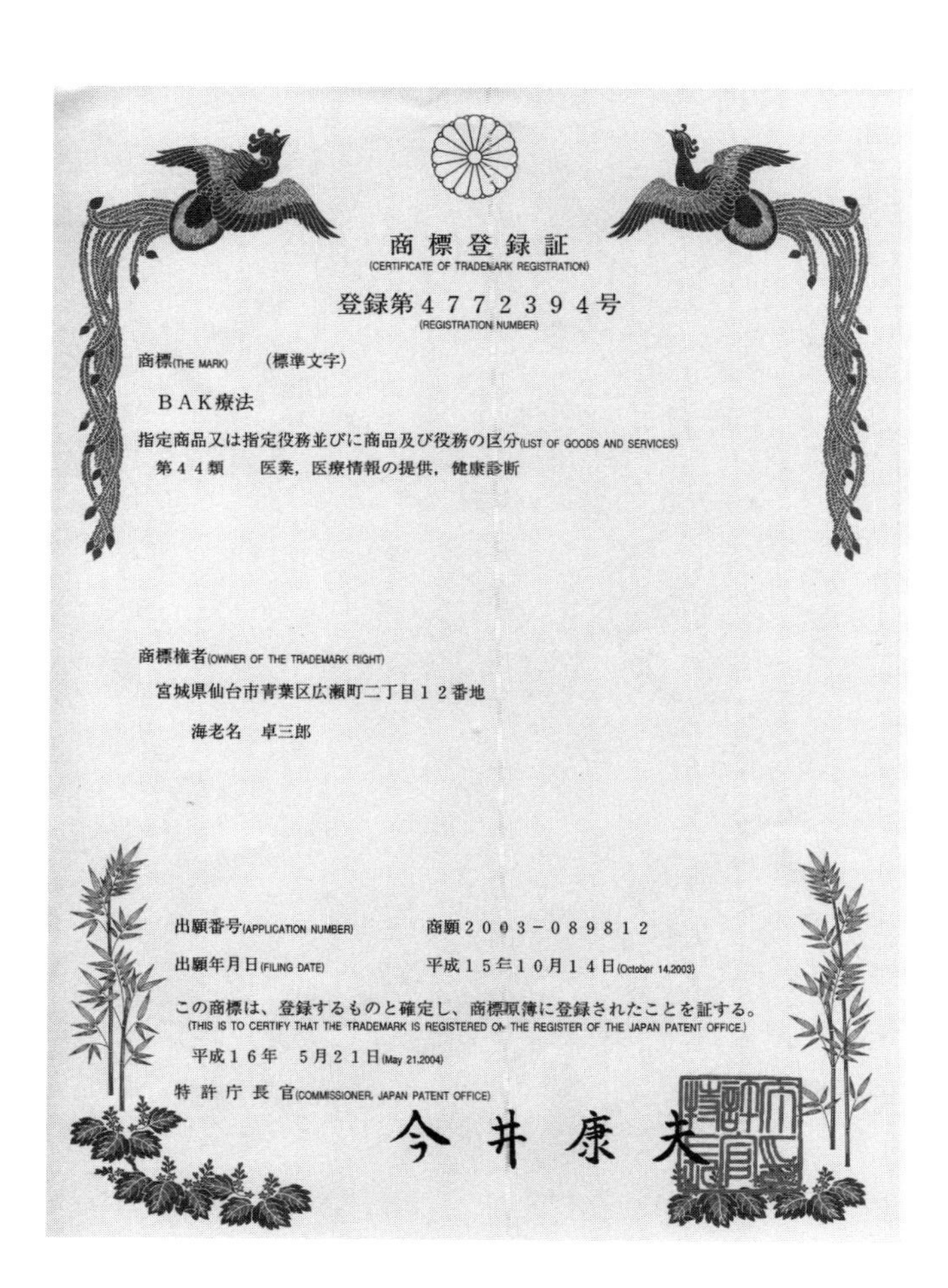

商標登録証
(CERTIFICATE OF TRADEMARK REGISTRATION)

登録第４７７２３９４号
(REGISTRATION NUMBER)

商標(THE MARK)　（標準文字）

ＢＡＫ療法

指定商品又は指定役務並びに商品及び役務の区分(LIST OF GOODS AND SERVICES)

第４４類　医業，医療情報の提供，健康診断

商標権者(OWNER OF THE TRADEMARK RIGHT)

宮城県仙台市青葉区広瀬町二丁目１２番地

海老名　卓三郎

出願番号(APPLICATION NUMBER)　商願２００３－０８９８１２

出願年月日(FILING DATE)　平成１５年１０月１４日(October 14.2003)

この商標は、登録するものと確定し、商標原簿に登録されたことを証する。
(THIS IS TO CERTIFY THAT THE TRADEMARK IS REGISTERED ON THE REGISTER OF THE JAPAN PATENT OFFICE.)

平成１６年　５月２１日(May 21.2004)

特許庁長官(COMMISSIONER, JAPAN PATENT OFFICE)

今井康夫

Q⑫ どうして「ＢＡＫ」療法と名付けたのですか

ＢＡＫとは英語名でＢＲＭ（生物製剤）活性化キラー（Activated Killer）療法の頭文字を取ったものですが、前に述べたように、私が医学部細菌学教室出身ということで細菌学の短称であるＢＡＫを取ったということもあります。更に東京のＫ医師が「がんの化学療法で辛い亡くなり方をされる方を多く見ていると現在のがん治療に疑問を感じています」とのことでＢＡＫ療法を患者さんの苦しみを抜くという意味で「抜苦」と名付けてくれました。すなわち「抜苦療法」がこの療法のキャッチコピーです。

Q⑬ ＢＡＫ療法の特徴をもう一度説明して下さい

16年にわたる１０００名以上の症例にＢＡＫ療法を行った結果次のことがわかりました。

① 抗がん剤のような副作用が一例も表れなかった。

② 抗がん剤だと長く続けると効果が出なくなる耐性が表れますが、ＢＡＫ療法を10年以上続けても効果が続き耐性ができなかった。

③ ＢＡＫ療法を続けることによって、外来に通える程ＱＯＬをいい状態で維持し延命効果がある。

ＢＡＫ療法が目指すのは〝がんと共生〟して長生きすること。進行・転移・再発がんでは抗がん剤や放射線療法の副作用に苦しむ方が後を絶ちません。

ＢＡＫ療法は体に負担をかけずに腫瘍をコントロールするので、一人ひとりの生活の質

（QOL）を守り、納得のいく余生を過ごすことができるのです。すなわち体と心と家計に優しいがん療法なのです。

また、BAK療法はクラス10000のクリーンルーム（写真9）2室の中でクリーンベンチを使ってリンパ球を培養する〝安全〟な療法であり、地震などの停電に備えて100V・200V両方の自家発電機（写真10）を備え、培養が中断されることなく〝安心〟な療法です。すなわちBAK療法は安全・安心な治療法でもあります。

写真９ クラス10000のクリーンルーム

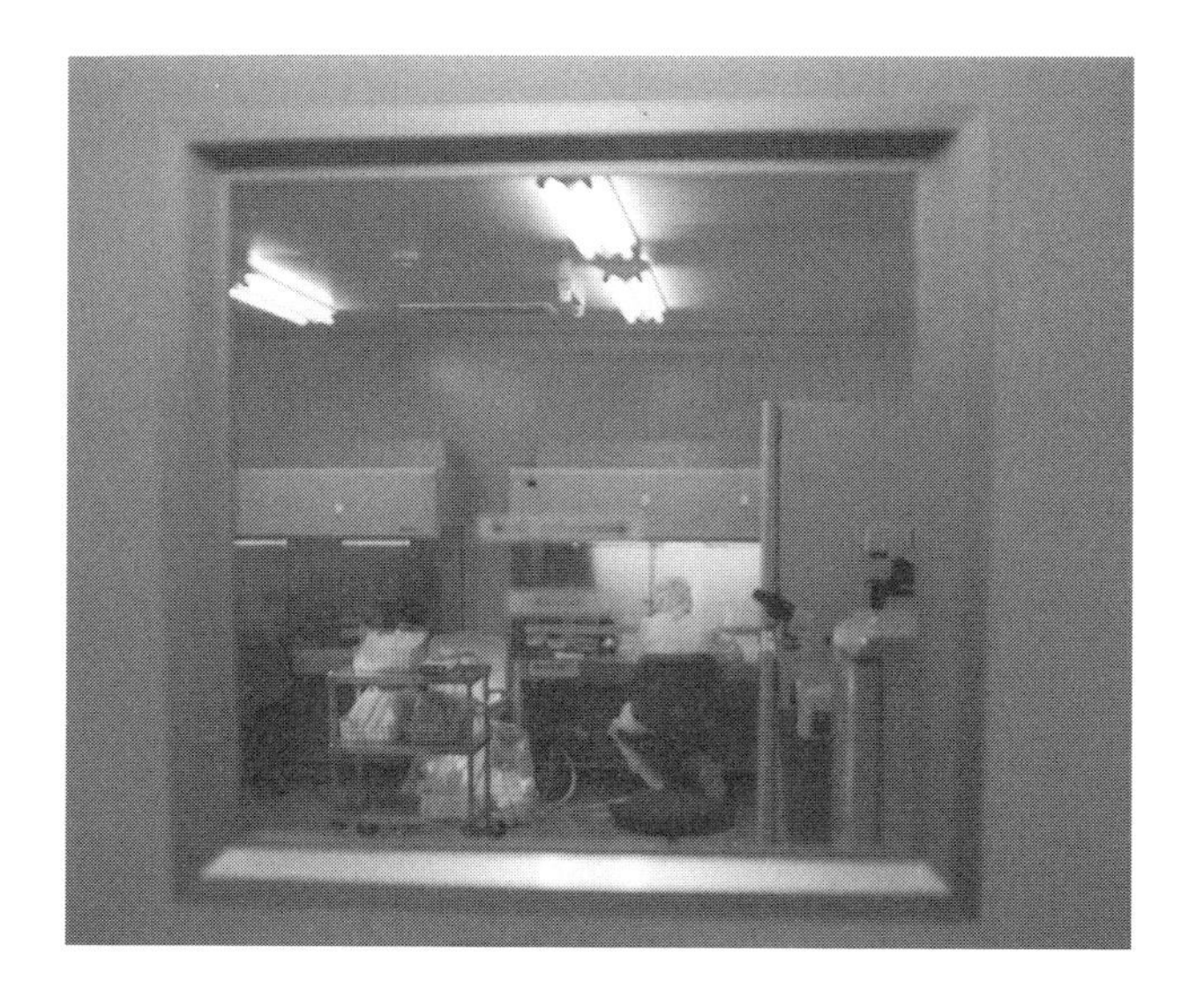

写真10　100V・200V両用自家発電機

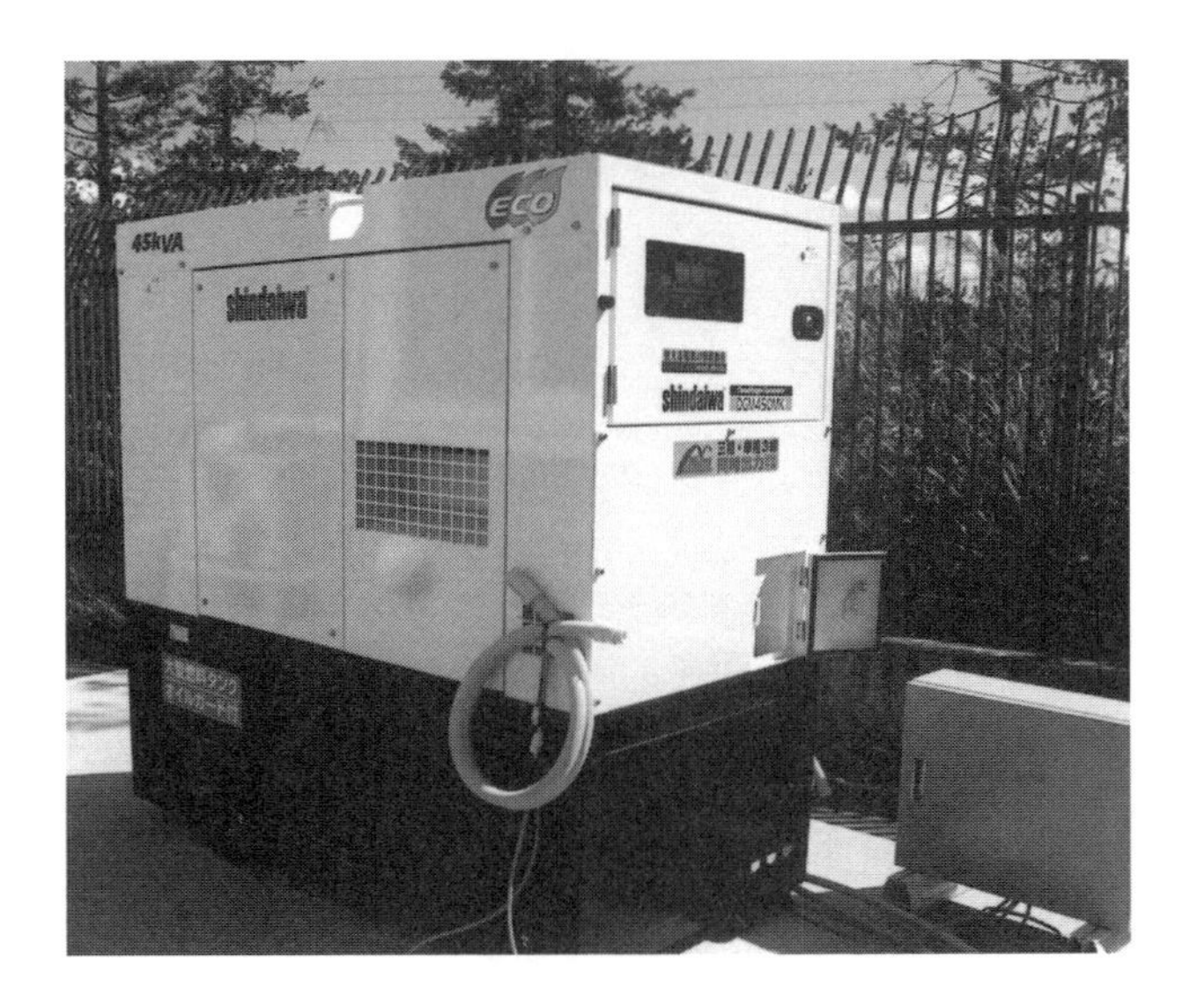

Q⑭ がん治療としてのＢＡＫ療法のメリットについて詳しく教えて下さい

ＢＡＫ療法のメリット① がん細胞を殺す能力が高い

ＢＡＫ療法で増やす免疫細胞は、培養の最終段階でインターフェロンを15分だけ加えることによって、他の免疫療法で増やす免疫細胞よりもがんの殺傷能力が高くなり、より高い効果が得られます。

中でもＣＤ56陽性細胞は、前述した通り、免疫力を増強させるβエンドルフィンを出すので、効果はさらに高まると言えます。

ＢＡＫ療法のメリット② 副作用がない

これまでも説明してきましたが、ＢＡＫ療法にはがんの３大療法で生じがちな副作用がありません。

また、他の免疫療法で時折見られるような副作用もありません。先述したように、現在行われている免疫療法は、キラーT細胞を増やすことが多いのですが、この細胞は正常な細胞を攻撃することがあり、その場合は副作用が出ます。一方、BAK療法で増やしたNK細胞やγδT細胞、CD56陽性細胞は、正常細胞は攻撃しない特徴を持っているので副作用がありません。

また、インターフェロンを加えたままだと副作用が出ますが、15分後に洗い流すことによって自分の免疫細胞だけが体に戻されるため、副作用がないのです。

BAK療法のメリット③ 延命効果が高い

これまで私は、さまざまながんの進行段階に入る患者さん約340人を、BAK療法で治療してきました。

がんの進行具合は、通常5段階で示されます(表9)。ステージⅢ、Ⅳの高度進行がんの方は、普通、抗がん剤などで治療しても5〜6カ月で亡くなることが多いのですが、私がこれまでに診てきたステージⅢ、Ⅳの患者さん340人は、平均して62カ月も延命しています。

また、ステージⅡの患者さんは、平均で約70カ月、全員元気に過ごしています。

ステージⅠなら、手術でがんを取り除けば9割以上は治りますが、BAK療法でも、1センチより小さいがんなら完全に消えてしまいます。なぜなら、このサイズのがんは、約10億個の細胞から成っていますが、BAK療法では約100億個の免疫細胞が投与されるからです。

ちなみに、がん治療の効果測定のあり方として、従来は「腫瘍の大きさが不変」の場合は「効果なし」と判定され、がんが消えたり半分になったりしないと「効果あり」とは認められませんでした。しかし私はがんの治療方針として、がん細胞を消滅させることだけが目的ではなく、「症状が出なければよし」と考えています。ですから、「6カ月以上の長期不変」であれば、通常の生活をしながら、がんと共生している状態のため、「効果あり」とみなすべきだと考えています。

表9　がんの病期

早期がん　組織の上皮にのみ、がんができた段階。

ステージ1（進行がん）　上皮と、その下の上皮下にがんができた段階。

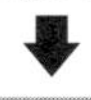

ステージ2（進行がん）　最初にできた部位（原発巣（げんぱつそう））の近くのリンパ節にがんができている段階。

ステージ3（高度進行がん）　原発巣から遠く離れた遠隔地のリンパ節にまで、がんができている段階。

ステージ4（高度進行がん）　原発巣から遠く離れた遠隔地のリンパ節と、他の臓器に、がんができている段階。いわゆる末期がん。

BAK療法のメリット④　治療が難しい肺がんにも効く

高度進行肺がんの場合、化学療法などによる延命は平均6カ月と非常に治療が難しいのですが、BAK療法は非常に良く効き、私自身も驚いています。

私が診てきた70名の高度進行性肺がん患者さんたちの平均生存期間は54カ月。現在でも約15名が元気に外来で通院しており、5年以上延命している方、7年も再発なく元気に通院している方もいます。

BAK療法のメリット⑤　治療が楽で負担が少なく、外来で治療ができる

現在、一般に行われている免疫療法を受ける際には、4時間ほど両腕を大掛かりな機械につながれる場合があります。また、自分のがん抗原を免疫細胞に覚え込ませるために、手術でがんの組織を採取しなければならないことも多く、手術ができないがんには適用できないこともあります。

一方、BAK療法は、先述したように、一度の治療が2回の通院で終了します。初回は普

通の注射器で20㎖採血するだけですので、5分で終わります。2回目は、点滴で培養した免疫細胞を1時間かけて体内に戻すだけです。このように、治療が楽で患者さんにとって負担が少ない点も特徴です。

ちなみに、BAK療法で増やした免疫細胞を投与した後は、多くの方が、「2～3日間、なぜかとても気分がよい」と言います。前述したように、増加したCD56陽性細胞が、快感ホルモンとも言われるβエンドルフィンを出すからだと考えられます。

BAK療法のメリット⑥　患者さんのQOLが高い

QOL（生活の質）が高いか低いかというのは、患者さんの主観の問題であり、測定は難しいものでしたが、試行錯誤の上、私は「フェイス・スケール」（図11）をもとにしたQOL測定法を考案しました。

これは、10種類の表情から、今の気分に合った表情を選ぶという方法で、気分が良いほど、フェイス・スケール1に近づきます。表情は、悟りを得て涅槃の境地に至り、最高の幸福の中で亡くなられたお釈迦さまを表現したと言われる仏像「涅槃仏」のお顔を理想型として作成しています。

副作用を伴う治療は、必然的にＱＯＬが悪くなりますが、ＢＡＫ療法を受けた患者さんの多くは、フェイス・スケールのレベルをその後も維持するか、治療が進むにつれてレベル１に近づいていきます（図12）。

以上、ＢＡＫ療法６つのメリットをまとめたものが表10です。

図11 フェイス・スケール

質問　現在の“気分”に相当する顔の番号に○をつけてください。

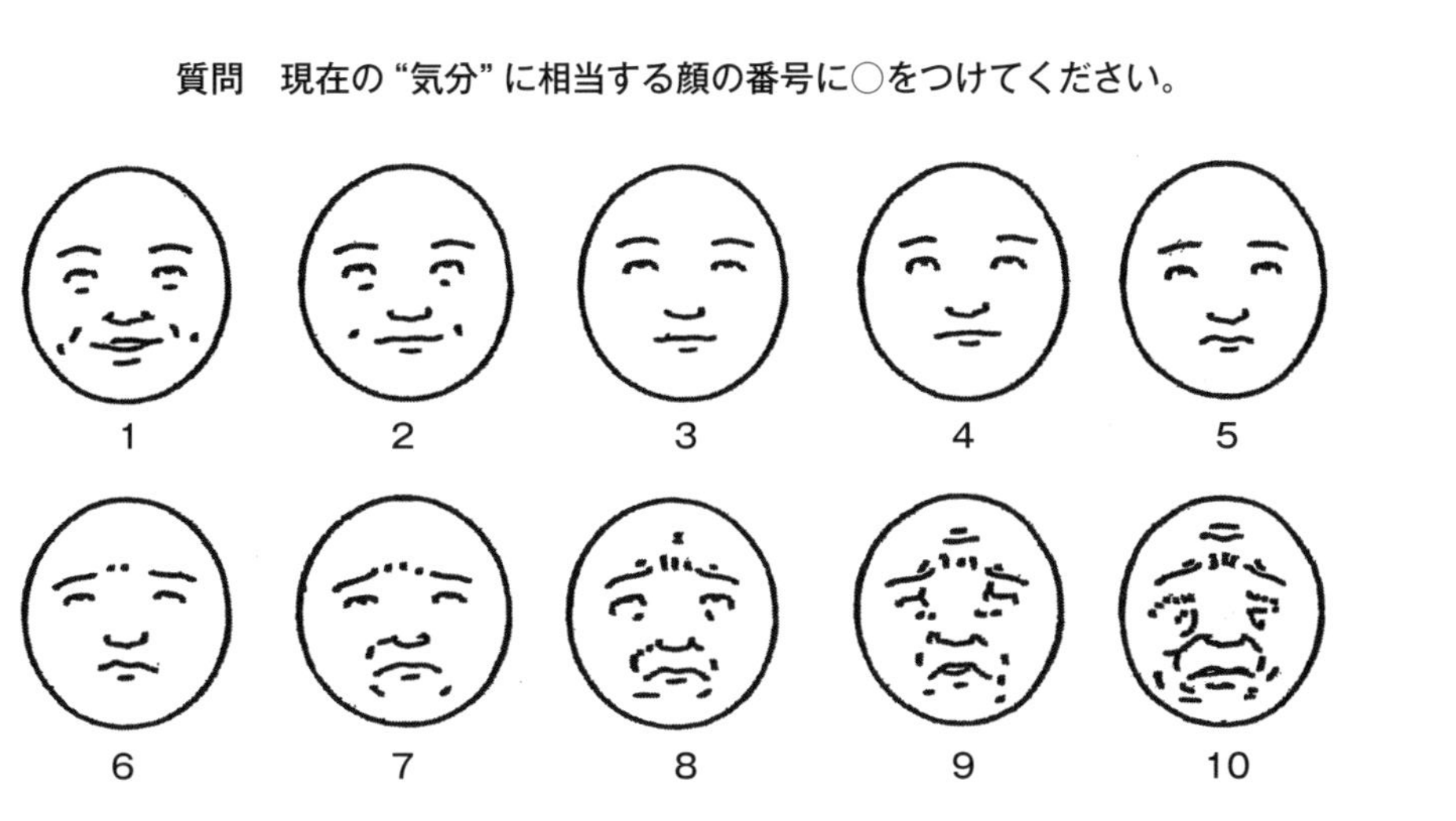

図12　BAK投与患者のQOL経過

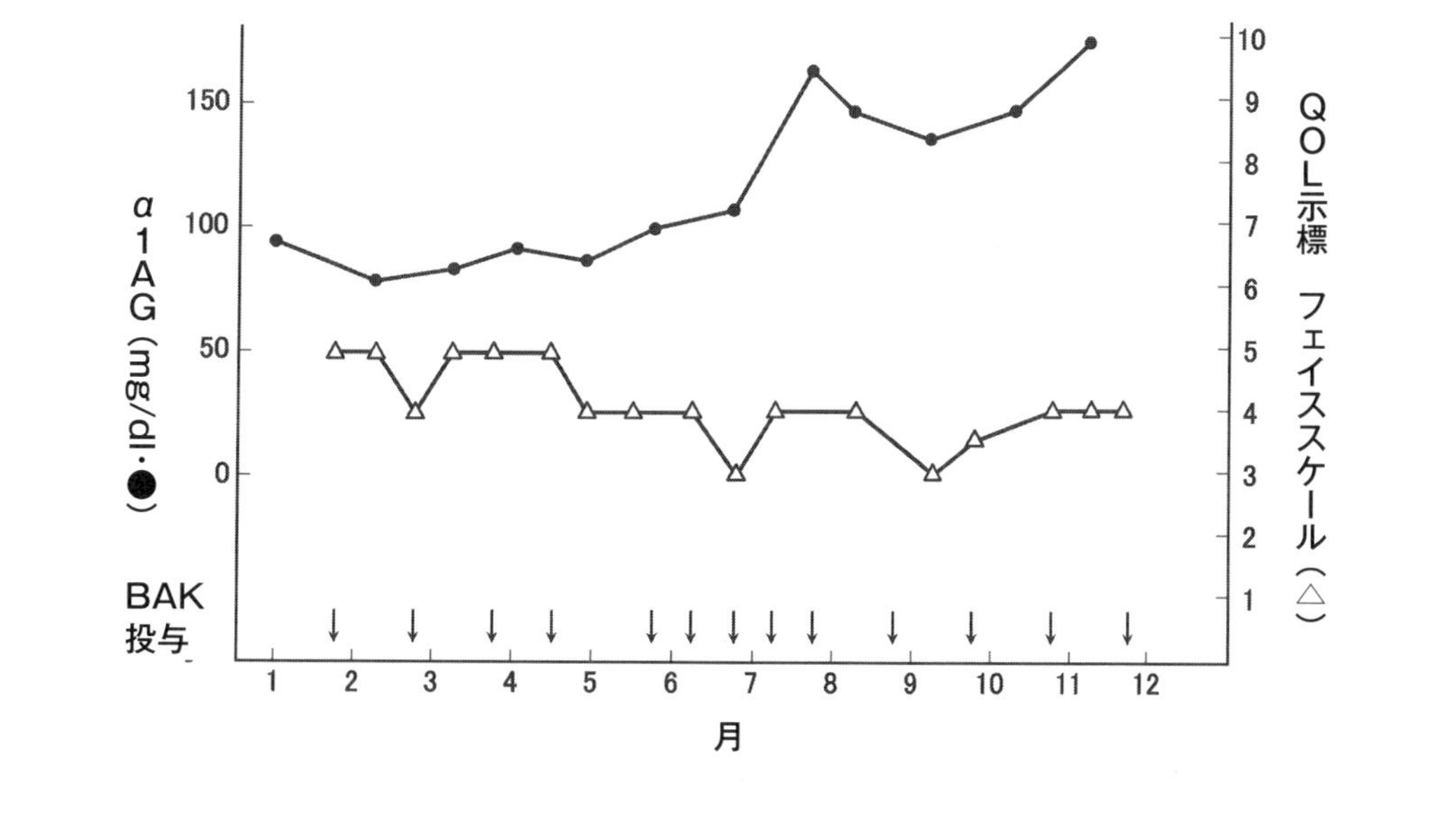

表10　BAK療法6つのメリット

① がん細胞を殺す能力が高い

② 副作用がない

③ 延命効果が高い

④ 治療が難しい肺がんにも効く

⑤ 治療が楽で負担が少なく、外来で治療ができる

⑥ 患者さんのQOLが高い

Q⑮ BAK療法と併用しても良いがん治療を教えて下さい

前にも述べましたが、がん細胞は熱に弱いので温熱療法との併用はすすめられます。最もすすめられる治療法はがんが見つかったら手術によりがんを摘出し、がんの再発・転移を予防するためBAK療法を行うことです。

Q⑯ ＢＡＫ療法はなぜ仙台のみの採血・投与が良いのか教えて下さい

ＢＡＫ療法が目指しているのは、〝がんと共生〟して長生きをすることです。体に負担をかけずに腫瘍をコントロールするので、患者さん一人ひとりのＱＯＬを維持し、納得のいく余生を過ごすことが可能です。

ただ、全国の仙台以外の医療機関で行おうとすると、血液や細胞を1日冷蔵して運ぶことになります。そうすると生細胞が半分に減り、がん細胞を殺すキラー活性も半分に減少してしまいます。これでは十分な治療を施すことができません。

質の高いＢＡＫ療法を提供するためには、採血・投与を迅速に行う必要があるのです。そのため、私たちは仙台の外来に月1回来ることができる患者さんにだけ、この治療を行っています。

また、私たちは、〝志なき熱心は平凡〟、すなわち志とは世のため、人のために尽くすことであると考えています。つまり〝医者は金儲けをしてはならない〟のです。

私たちは公益財団ということもあって、研究実費だけを研究賛助金として〝寄付〟して頂いて、ＢＡＫ療法を自由診療で行っています。寄付金であるため、税額控除か所得控除を受けることができます。これによって、他のクリニックに比べて月15万円と半分以下の料金で治療を受けて頂けます。

〝質の高い治療を提供するため〟、また〝料金を低く抑えるため〟に、患者さんには仙台に来て頂くようにしています。

Q⑰ 最後にノーベル医学・生理学賞を受賞した「オプジーボ療法」よりBAK療法が優れている点をあげて下さい

京都大学特別教授本庶佑博士が新しいタイプの「がん免疫療法」の開発に結びつけた功績は素晴らしく、ノーベル賞受賞は当然です。しかしその実用化に向けたPD－1に対する抗体（オプジーボ）を投与する方法は本人も言っているように稀にしか効かないようです。私のBAK療法と比較すると、①オプジーボ療法は2割の人にしか効かず、BAK療法は白血病・リンパ腫の血液がんを除いた全ての固形がんに効果があります。②オプジーボ療法は生命にかかわる副作用がありますが、BAK療法は今まで16年間1000名以上の方に投与しましたが、副作用がなくかつ耐性ができません。③オプジーボ療法は治療費が保険診療で1000万円はかかる高価なものですが、BAK療法は自由診療で月15万円だけです。

第4章

免疫細胞ＢＡＫ療法の臨床効果

血清α1AG値による介入試験

従来、免疫療法は効く人と効かない人がいるのではないかと考えられていました。そこで私たちは血清中のα1酸性糖蛋白（α1AG）値をバイオマーカー（生物指標）として使うことにしました。従来は腫瘍マーカーと言われるものが使われていましたが、腫瘍マーカーは腫瘍だけではなく正常細胞も出していてあてにならないのです。

がん患者さんを悩ませるのが腫瘍マーカーです。腫瘍マーカーといっても腫瘍だけが出しているのではなく炎症細胞など正常細胞も出しているので、腫瘍マーカーが増えたからといって腫瘍が大きくなっているとは限らないのです。腫瘍マーカーと言われるものは診断の補助手段で、その値に一喜一憂する必要はないのです。1996年BAK療法を始めたばかりの頃、京都の大腸がん術後患者さんよりCA19−9とCEAの腫瘍マーカーの値が増加しているので地元の病院から抗がん剤投与がすすめられ、私のところに来ました。CTやMRIの映像上どこにも腫瘍の影が見当たらず、不審に思い別の会社で腫瘍マーカーを測定してもらったところ全く増えていないのです。そこで抗がん剤を受けずＢＡＫ療法だけを２００１年まで受けたその患者さんは現在も元気に御活躍中です。

そこで私たちはバイオマーカーとして血清α１酸性糖蛋白（α１ＡＧ）を一般状態を見る指標として参考にしております。α１ＡＧは主に肝臓で産生され、組織の損傷や感染、炎症により誘起され、免疫機能の低下、栄養状態の悪化により増加します。さらに肺がんや肝細胞がんなど細胞増殖を伴う病態で増加が著しいことがわかっております。すなわち患者さんの一般状態を知る示標として最も優れていると思われますので、バイオマーカーとして使いました。そこで抗がん剤などの投与によってα１ＡＧが96㎎／dℓ以上になった免疫抑制末期がん患者と、同じ高度進行がん（Ⅲ期、Ⅳ期で他の臓器や遠隔リンパ節に転移のあるがん）患者でもまだα１ＡＧが96㎎／dℓ未満の免疫反応患者に分けて介入試験を行いました。その結果、表11に示すように免疫抑制患者１５２名の全固形がん患者の延命はＢＡＫ療法を始めてから平均11カ月なのに対し、免疫反応患者３４１名では平均62・３カ月と大差があり、ＢＡＫ療法の延命効果の素晴しさを物語っています。

ＢＡＫ療法では、最初に患者さんの末梢血液を３㎖採血します。この血液中のα１ＡＧを調べます。これは主に肝臓で造られる蛋白質で、正常な状態であれば96㎎／dℓ以下ですが、体内に炎症がある場合は数値が高くなります。ＢＡＫ療法の効果が期待できるかどうかの判定は、原則96㎎／dℓを基準にします。

96㎎／dℓ以上・未満は効果の目安ですので外来通院可能の患者さんは全て受け付けます。α１ＡＧが96㎎／dℓ以上の患者さんでもＢＡＫ療法を行うことによって図13に示すように下がってきて効果を表す人も出てきますので行います。

３㎖採血した後、さらに20㎖採血します。これをリンパ球の培養に使います。これで採血は終了です。1分もかからないくらいで採血は終わるので、患者さんはとても楽です。

表11　BAK療法における延命月の比較

1. 免疫抑制末期癌患者（α 1-AG ≥ 96 mg/dl）

全固形癌	11.0月	（152名）
肺癌	7.2月	（42名）

2. 高度進行癌（stage IV 並びに手術不能 III）患者（α 1-AG < 96 mg/dl）

全固形癌	62.3月	（341名）
肺癌	54.3月	（70名）
大腸・直腸癌	50.5月	（57名）
乳癌	84.6月	（47名）
胃癌	45.5月	（31名）
頭頸部癌	58.5月	（23名）
卵巣癌	48.6月	（19名）
前立腺癌	85.6月	（18名）
子宮癌	81.1月	（16名）
膵癌	21.6月	（14名）
食道癌	85.5月	（11名）
腎細胞癌	94.1月	（9名）
膀胱癌	72.1月	（8名）
黒色腫	97.0月	（3名）
胆管癌	61.3月	（3名）

図 13　BAK 療法の一般経過
（バイオマーカーα 1AG と CD56 陽性細胞）

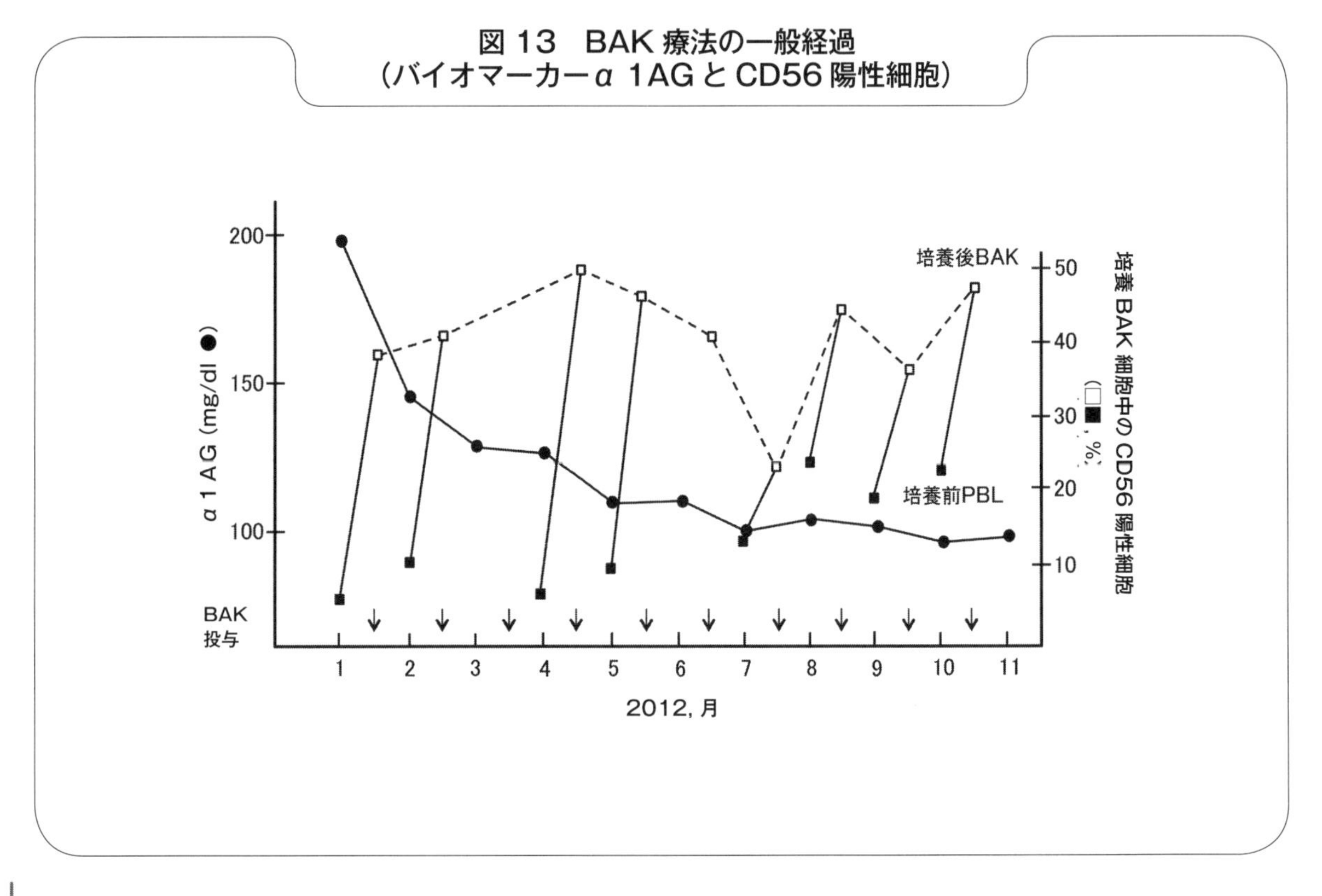

BAK療法の高度進行がん患者に対する延命効果

免疫状態、炎症状態、栄養状態など一般状態の示標として血清中のα1酸性糖蛋白（α1AG）値を96㎎／dℓ以上、未満に分けた介入試験を行うと表11（113ページ）のように同じ高度進行がん（ステージⅢ期、Ⅳ期）でも免疫状態が残っている人ではBAK療法に反応し、非常に優れた延命効果が得られます。特に図14に示すように肺がん、頭頸部がん、食道がんや子宮がん、乳がん、前立腺がんに効果的です。膵がんが最も発見が遅れ、効果が悪いがんです。BAK療法の特徴は抗がん剤と異なり副作用がなく、更に自分のリンパ球だけなので耐性ができないことです（図15）。もう10年以上治療を続けている患者さんが続々と出てきました。

図 14　全固形がんの BAK 療法における末期・高度進行がんの延命月の比較（2018. 1.1 現在）

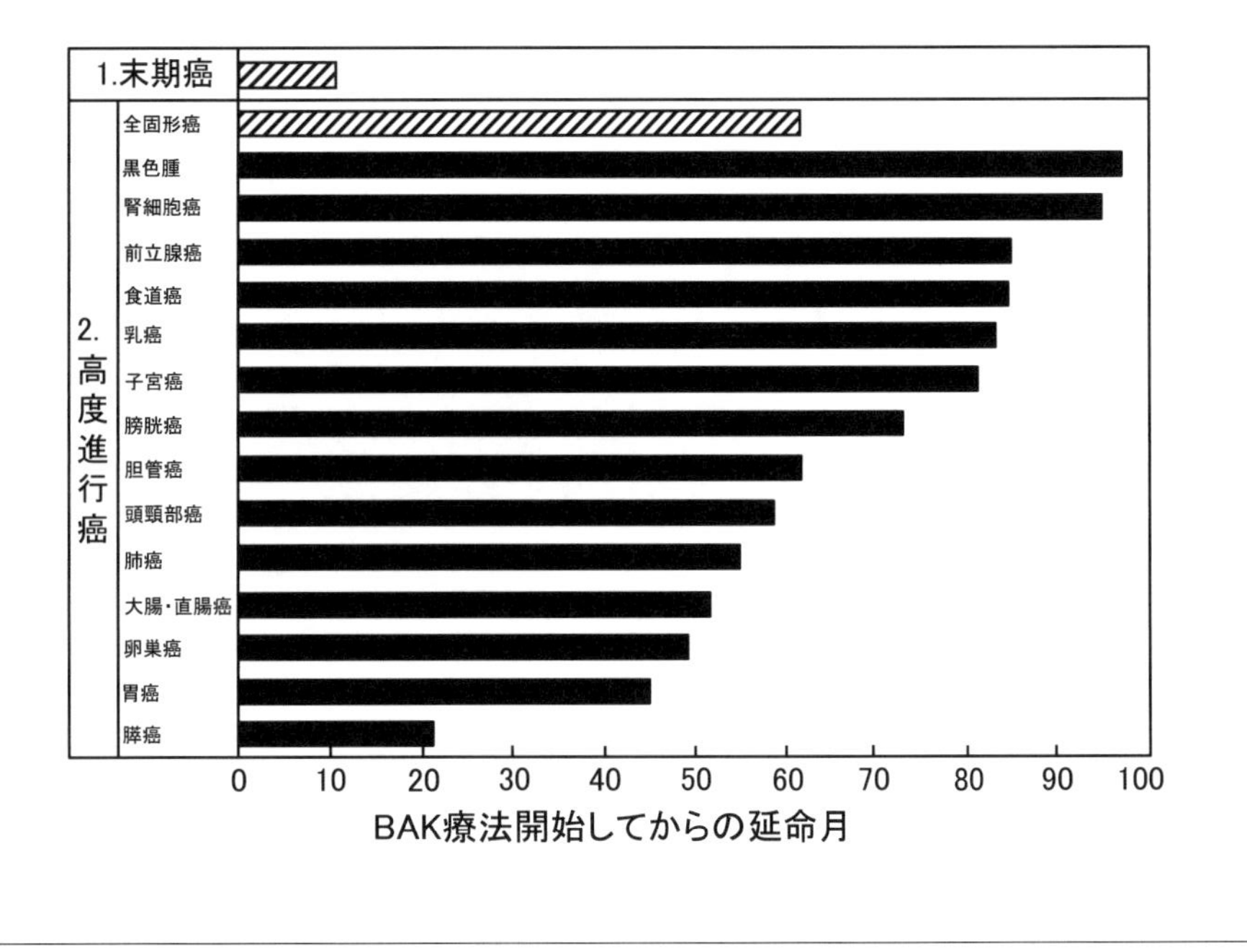

図15 BAK療法は抗がん剤と異なり耐性ができない

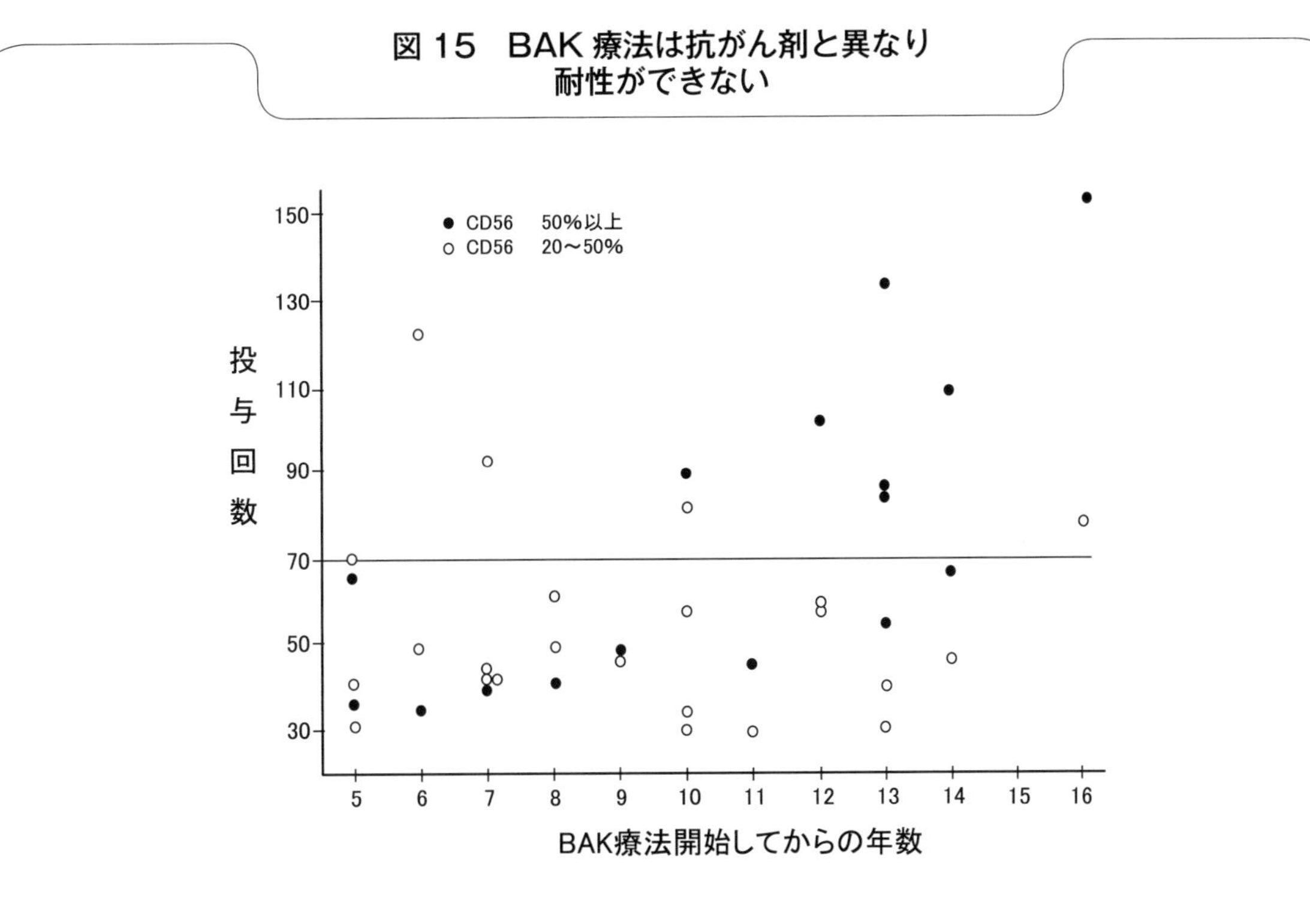

ＢＡＫ療法の高度進行肺がん患者に対する延命効果の標準治療との比較

高度進行肺がん（ステージⅢ期、Ⅳ期）に対する現在の標準治療（手術・抗がん剤・放射線治療）による生存率は、図16に示すように、ステージⅣ期での2年生存率は10％、5年生存率は5％と非常に低いものです。

免疫細胞ＢＡＫ療法は活性化増殖させた自己リンパ球を点滴静脈注射で体内に戻すので静脈を通して肺に100％リンパ球が到達するので、肺がんに最も効果的と考え、高度進行肺がん患者にＢＡＫ療法を行いました。

前述した通り、従来の腫瘍マーカーに相当するバイオマーカーとして血清α1ＡＧ値の96㎎／dℓ未満、以上に分けた介入試験を行いました。

α1ＡＧ値は免疫・炎症状態を示す指標として優れたもので、抗がん剤などで痛めつけられると96㎎／dℓ以上に増加し、一般状態が良ければ96㎎／dℓ未満になっています。その結果

図17に示すように同じ高度進行がんでもα１ＡＧが96㎎／dℓ以上になっている42例では2年生存率が7％、5年生存率が0％なのに対し、まだα１ＡＧ値が96㎎／dℓ未満の71例の2年生存率は70％、5年生存率は50％と抜群の差を示しています。

更にその生存率はＢＡＫ療法を開始してからの月数を表しており、図16の標準の肺がんと診断されてからの年数と比べると、更にＢＡＫ療法を開始するまで約1年は経過しているので、ＢＡＫ療法の延命効果の素晴しさを表しています。

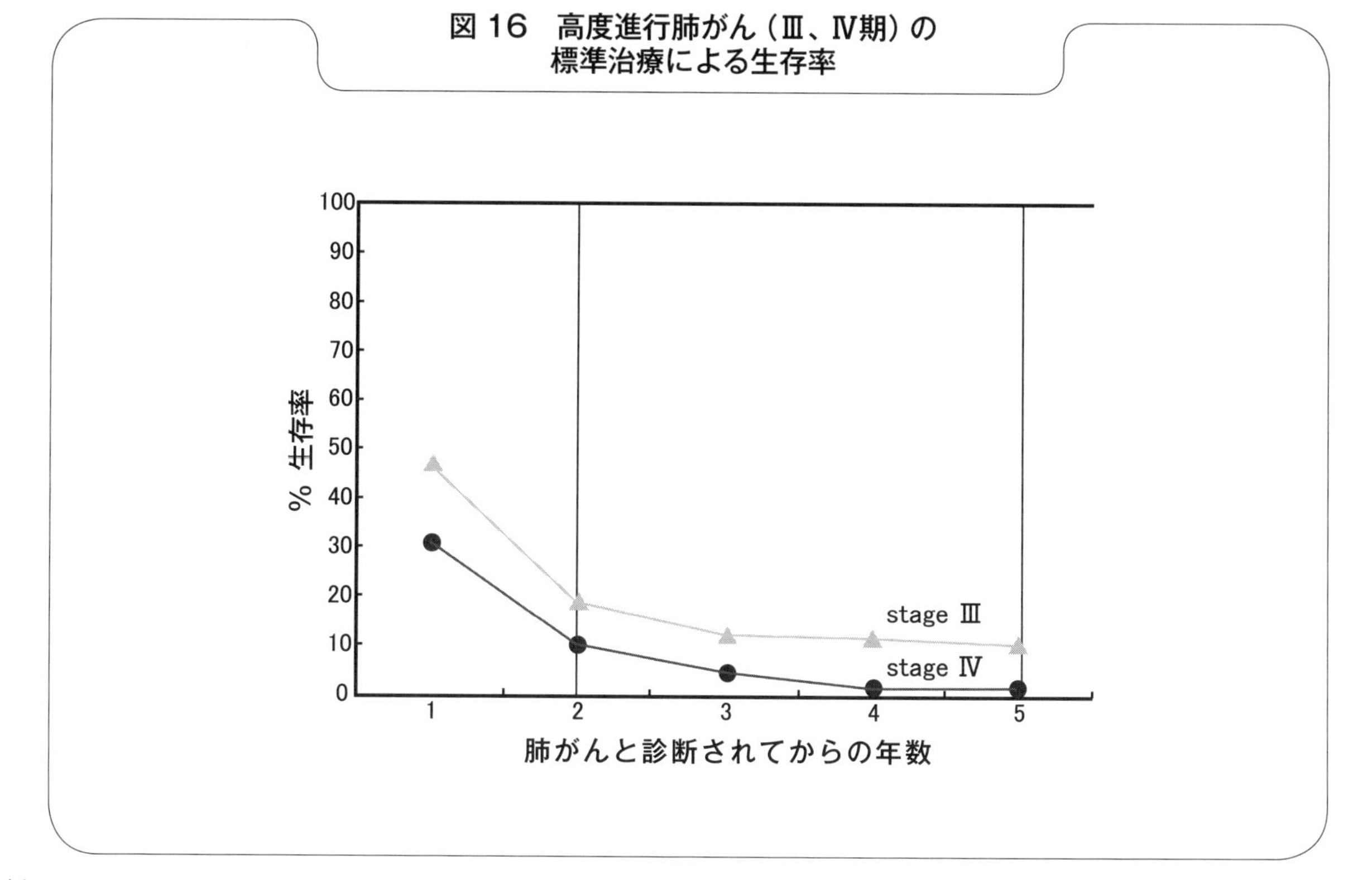
図 16　高度進行肺がん（Ⅲ、Ⅳ期）の
標準治療による生存率
100
90
80
70
60
50
40
30
20
10
0
% 生存率
stage Ⅲ
stage Ⅳ
1
2
3
4
5
肺がんと診断されてからの年数

図17　高度進行肺がん（Ⅲ、Ⅳ期）の
血清α 1AG値別BAK療法による生存率の差異

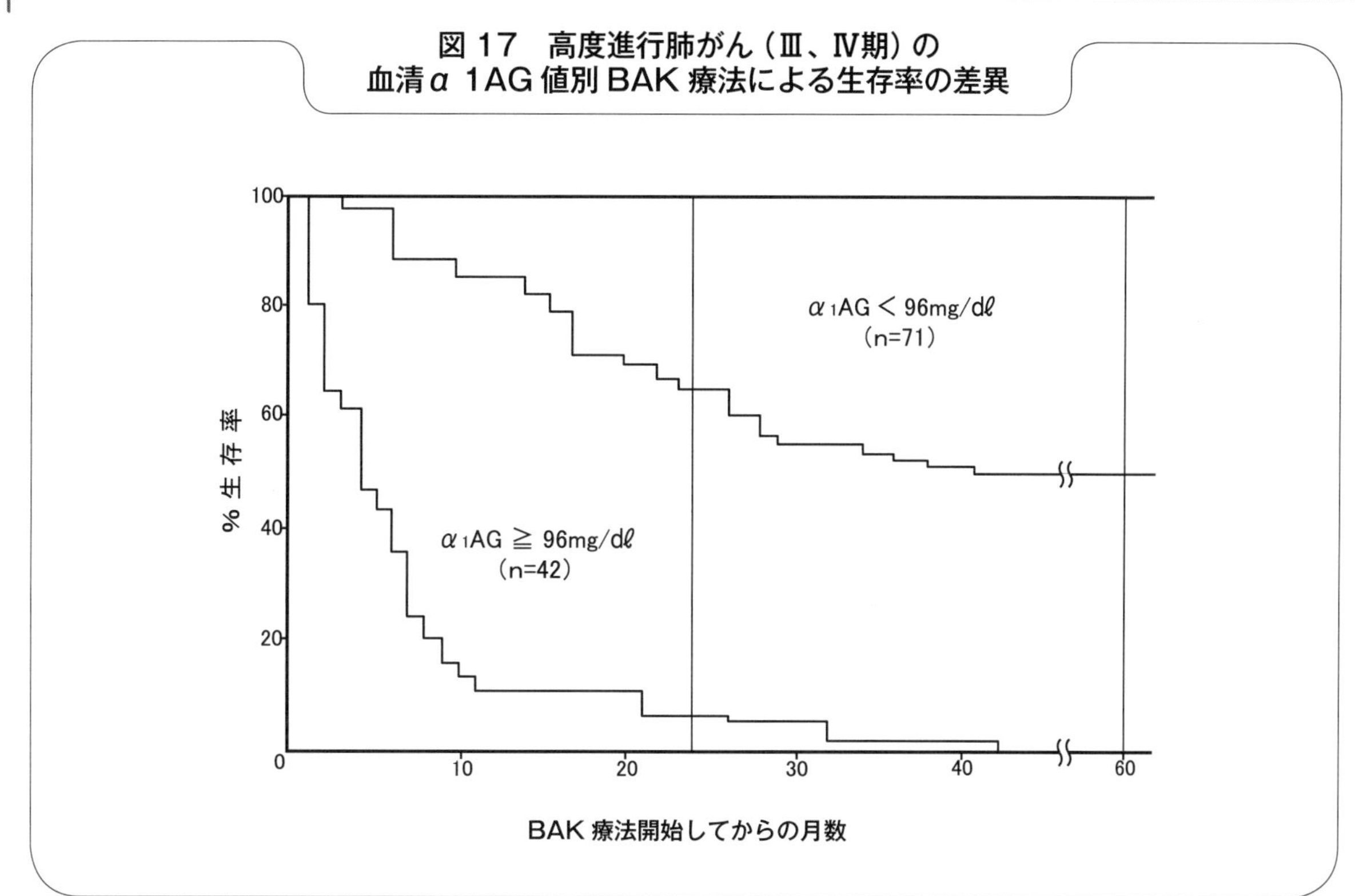

BAK療法の新たな進化
――がん発症・再発・転移に対する予防効果

がん細胞は体の中で毎日約1000個のレベルで発生していると思われますが、体内のγδT細胞やNK細胞のリンパ球がそれを認識して殺していると考えられます。

それを打ち破って目に見える1㎝くらいのがん組織になるには数年単位の時間が必要です。1㎝のがん組織は約10億個のがん細胞からできていることがわかっています。私たちのBAK療法では2週間の培養で約100億個の自己リンパ球を増やし，それを点滴静脈注射で体内に戻すと1㎝未満のがん組織では完全に消失させることができると考えられます。

最近の研究の進展で、血管中に流れている末梢循環腫瘍細胞（CTC）、更により転移を起こしやすい上皮・間葉転移（EMT）細胞や抗がん剤に抵抗性がある循環幹細胞（CSC）を検出することができるテロメスキャンという方法が開発され（表12）、これらの見えないがんをＢＡＫ療法で叩くことができることがわかりました。

これによりがんの再発転移予防効果を確かめた術後転移のない進行がん（ステージⅡ期）患者とがん発症予防効果を試した健康人が全て生存していることを確かめました（表13）。

これによりＢＡＫ療法はがんの予防効果に優れた世界で初めてのがん予防法であるということがわかりました。すなわち3～6カ月に1回ずつＢＡＫ療法を行うことは副作用がなく、がんの予防に最も優れていると思われます。

表12　テロメスキャン検査：見えないがんを叩くBAK療法

癌細胞	GFP（テロメラーゼ）	サイトケラチン	CD133	CD45
上皮系形質癌細胞	＋	＋	−	−
間葉系形質癌細胞	＋	−	−	−
幹細胞形質癌細胞	＋	−	＋	−

※ GFP（Green Fluorescent Protein：緑色蛍光蛋白質）
ノーベ化学賞・下村脩博士がオワンクラゲから発見

・末梢循環腫瘍細胞（CTC：Circulating Tumor Cell）

・上皮間葉転移（EMT：Epithellal-Mesenchymal Transition）
転移を起しやすい

・循環幹細胞（CSC：Cirulating Stem Cell）
抗癌剤、放射線に抵抗性

} 見えないがん

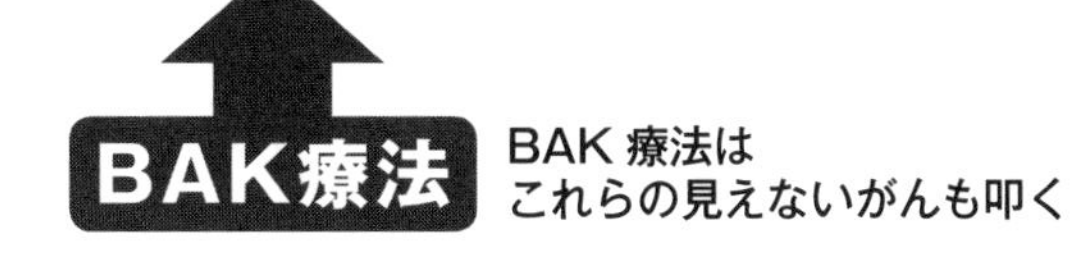

BAK 療法は
これらの見えないがんも叩く

表13　BAK療法による
がん発症・再発・転移予防効果

1．癌再発・転移予防効果・術後転移無し進行癌患者（stage Ⅰ、Ⅱ）

ＢＡＫ療法開始してからの月数
115.1月（42名）
再発なく健在

2．癌発症予防効果・健康人

ＢＡＫ療法開始してからの月数
73.7月（9名）
全例癌発症なく健在

ＢＡＫ療法の症例報告

図15に示すようにＢＡＫ療法を開始してから16年が経過していますが、高度進行がん患者39名が５年以上30回以上投与を受けて元気に過ごしています。プライバシー保護の観点から詳しくは書けませんが１、２、３にわけて書いてみます。

1、ステージⅢ・Ⅳ高度進行がん患者

Ａさん（関東在住・52歳男性）陰茎がん、そけい部リンパ節転移で術後の２００１年からＢＡＫ療法を行ったところ最長16年間１６０回におよぶ投与を受け現在も元気に仙台に通っています。彼の特徴は私たちの方法でγδＴ細胞が常に60％以上に増加していることです。

Ｂさん（仙台市在住・51歳女性）乳がん・腋下リンパ節転移で術後ＢＡＫ療法を行ったところ同じく16年間過ぎて元気に通院しております。80回に及ぶ投与を受けております。

Cさん（仙台市在住・57歳女性）子宮がんで子宮全摘・両側付属器切除・骨盤リンパ節郭清術後、肺転移の陰影が認められたためＢＡＫ療法を行い、現在14年に達し、１２０回に及ぶ投与により元気に過ごしております。この患者もＣＤ56陽性細胞が培養活性化毎に60％以上に増加しＢＡＫ療法に反応していることがわかりました。

Ｄさん（仙台市在住・59歳男性）膀胱がん・術後ＢＡＫ療法を行い、70回に及ぶ投与により14年間元気に暮らしています。この患者さんも培養によりＣＤ56陽性細胞が50％以上に増加しています。

Ｅさん（山形県在住・59歳女性）卵巣がん・術後ＢＡＫ療法を行ったところ、50回投与で14年間再発なく元気に過ごしています。

Ｆさん（関東在住・72歳男性）前立腺がんでホルモン療法・放射線療法を行ったが効果がないのでＢＡＫ療法を開始したところ13年間１３０回投与により元気に過ごし、現在87歳で少年サッカーの指導を行ったり、カラオケを楽しんでいます。

Ｇさん（関東在住・63歳男性）国立がんセンター東病院にて胃の3分の2を切除後、肝臓・

縦隔リンパ節に転移が見つかり抗がん剤治療を行うも副作用がひどく中止し、ＢＡＫ療法を開始しました。12年にわたりＢＡＫ療法を行い１０５回投与した結果、現在も元気に通院中です。この患者さんはＣＤ56陽性細胞・γδＴ細胞共培養により60％増加していることがわかりました。

Ｈさん（岩手県在住・49歳女性）乳がん・リンパ節転移で、放射線療法・抗がん剤の効果がなくＢＡＫ療法を開始しました。13年経過し90回投与し元気に外来に通院しています。ＣＤ56陽性細胞が常に60％以上と効果が示されています。

Ｉさん（関東在住・57歳男性）前立腺がん・精巣浸潤で、抗がん剤を拒否し、ＢＡＫ療法を開始しました。13年間で60回投与し、元気に通院しています。

Ｊさん（東京在住・67歳女性）東京の医学生物系の研究者で肺がんの診断を受け２００９年よりＢＡＫ療法を開始し35回投与し、ＣＤ56陽性細胞も50％以上と反応しました。ところが２０１１年3月11日にＢＡＫ療法の投与後、帰宅のため仙台駅に来て、新幹線に乗車したところで東日本大震災に遭遇し、帰宅困難者になりました。３日後に近くの人に教えられ、山形の庄内空港を経由して無事東京に帰宅したそうです。研究所の方も停電により細胞の培養ができなくなり、試薬も溶けてしまいました。そこで直ちに100V・200V両方の自家発電機を作り、地震など停電に備えることになりました。Jさんはその後も元気に暮らしており、今も年賀状のやりとりをしております。

Kさん（北海道在住・64歳女性）は現在も遠く旭川市から通っています。大腸がんで肝転移のある患者さんで5年間30回以上BAK療法を行った後一時中断していましたが、BAK療法を行うと気分が良くなりホッとするのが忘れられず、また再開したところです。すなわちCD56細胞が産生するエンドルフィンによる多幸感が表れる例です。

Lさん（関東在住・64歳男性）食道がんで肺転移のある患者さんでBAK療法をはじめ7年目で140回投与を受けた最も頻度の高い事例です。現在のところまったく再発や転移の兆候が認められません。BAK療法前α1AGが128あったのが開始後100以下になり現在も続いております。

次にBAK療法を受けその闘病記ならびに歌を詠まれている3名の方がおられますので、

その文章を紹介したいと思います。

Mさん（愛知県・53歳女性）肺がんで余命半年と言われ、抗がん剤を拒否して旦那さんの車の運転で10年間にわたり愛知県から仙台に通いＢＡＫ療法を１５０回受けた方で、旦那様の加藤政行さんが『嫁さんのがん闘病記』（風詠社発行）を発行致しました。

その中で著者は「肺がんで余命1年が10年間も生きられた最大の理由は、体力を消耗する抗がん剤の代わりに第4の治療法と言われる免疫療法を選んだことだと思う。その中でも特に仙台で行われているＢＡＫ療法を選択したことがその主原因であったと思っている」と述べています。

Nさん（仙台市・62歳男性）末期肺がん患者で宮城県立がんセンターで初めてＢＡＫ療法を行った患者さんで中華人民日報日本語版（２０１２年9月）に次のような手記を書いております。『１９９８年1月、血痰が出た。驚いて仙台厚生病院で精密検査を受けると、診断は「肺がん」そのステージは末期に近い第3期Ｂと言われる。そして病気もここ迄進むと手術はもう手遅れで出来ない。又タバコの吸い過ぎで肺気腫、肺線維症が進んでいるので抗がん剤も使えない、余命半年。「残された道は放射線治療とご自分の免疫を高めることです」と言われ、主治医のN先生より同級生の海老名先生のＢＡＫ療法を紹介され2週間に一度名取市の宮城県立がんセンターに通うことになった』
それから14年経って、76歳のNさんは死ぬどころか、しょっちゅう旧友を誘ってゴルフに出かける程元気でした。「免疫細胞ＢＡＫ療法が死に神の手から私を救い出してくれた」とNさんは話していました。
Nさんは結局がんでは死なず、虚血性心疾患で88歳で亡くなりました。
最後にOさん（福島県・65歳男性）は腎細胞がんで術後肺転移が見つかり余命5カ月と言われましたが、ＢＡＫ療法を開始したところ3年3カ月延命し、その間に『街路樹』という歌集を作り、

〝抗癌剤を拒否して二年目
街路樹の木陰を歩めば生きゐし悦び〟

写真 11 Oさん歌

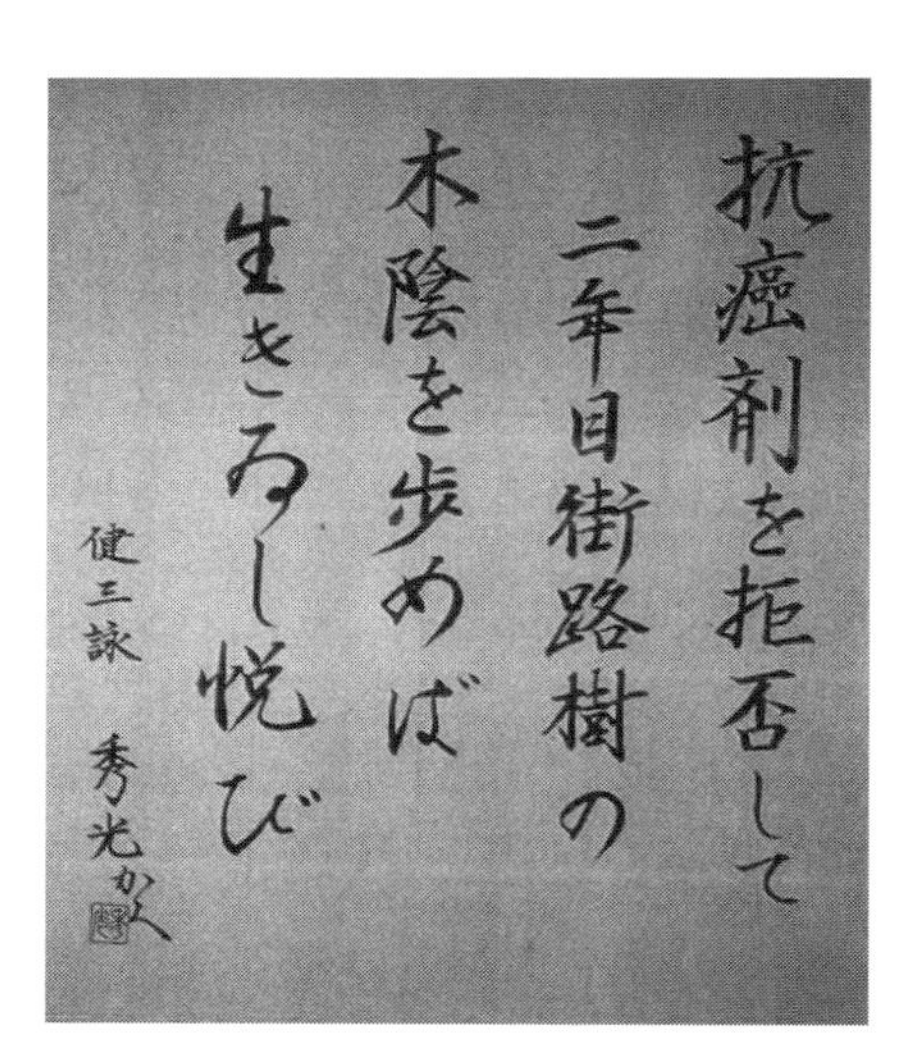
抗癌剤を拒否して
二年目街路樹の
木陰を歩めば
健三詠
秀光かく

の歌を詠み、地方紙の歌選に入選したとのことで大変嬉しく思っております（写真11）。

2、ステージⅠ・Ⅱ進行がん患者

125ページ表13に示すようにステージⅠ・Ⅱで原発巣を摘出術後、転移予防効果を試みた42名は再発なく元気に過ごしています。

Pさん（群馬県在住・72歳女性）下咽頭がんでステージⅡの診断を受け、再発・転移予防のため2004年からBAK療法を開始し、現在まで元気に過ごしていますが、一緒に仙台まで通院してくれた旦那さんが昨年がん以外で亡くなってしまいました。

Qさん（山形県在住・61歳男性）同じく下咽頭がんで摘出手術後、2010年よりBAK療法を現在まで続けており、再発なく元気に過ごされています。

Rさん（山形県在住・58歳女性）卵巣がんで術後の2002年よりBAK療法を開始し、現在も元気に山形から通い続けています。

Sさん（札幌市在住・46歳女性）1999年札幌の病院にて直径54㎜の子宮平滑筋肉腫で子宮全摘術を行いました。再発予防のため同じ年の暮れからBAK療法を開始しました。結局10年間にわたりBAK細胞の投与を55回行い、現在も元気に過ごしておられます。Sさんの特徴は2週間の培養で、γδT細胞が60％以上に増加していることです。更に思い出としては札幌で学会があった時、自宅に呼ばれ御両親を含む家族全員で歓待されたことです。

3、がん発症予防効果

血中に流れるがん細胞やウイルス感染細胞をBAK細胞は殺すため、発がん予防にも良いことが示唆されたので、私を対象に2007年1月からBAK療法を開始しました。

すると私の小学校・中学校の同期生（神奈川県在住・男性）XさんがBAK療法を良く理解し、2010年からがん予防のためBAK療法を開始しました。

彼は大学卒業後・大手商社に勤め、外国での12年間にわたる生活の後、日本に戻り、あるペンネームで2冊の著書を著した大物で、ＢＡＫ療法に関しても鋭い質問をし、理解の上、ＢＡＫ療法を行っている友人でもあります。

もちろん2人共今のところがんにならず元気に過ごしております。

同期生なので現在共に77歳の喜寿です。

おわりに――BAK療法の理念　志なき熱心は平凡

16年にわたる1000名以上の症例にBAK療法を行った結果、①抗がん剤のような副作用が一例も表れなかったこと、②抗がん剤だと長く続けると効果が出なくなる耐性が表れるが、BAK療法を10年以上続けても効果が続き耐性ができないこと、③BAK療法を続けることによって、外来に通える程QOLをいい状態で維持し延命効果があることがわかりました。

そこでもう1つ考えたのは〝医者は金儲けをしてはならない〟と考え、もう1つのモットーとして〝志なき熱心は平凡〟を作りました。即ち志とは世のため、人のために尽くすことで金儲けではないのです。そこで公益財団であることもあって研究実費だけを研究賛助金として〝寄付〟してもらって自由診療で行っております。寄付金なので税額控除か所得控除が受けられます。即ち他のクリニックに比べて月15万円と半分以下の料金ということになります。

ＢＡＫ療法が目指すのは〝がんと共生〟して長生きすること。進行・転移・再発がんでは抗がん剤や放射線療法の副作用に苦しむ方が後を絶ちません。ＢＡＫ療法は体に負担をかけずに腫瘍をコントロールするので、一人ひとりのＱＯＬを守り、納得のいく余生を過ごすことができるのです。すなわち体と心と家計に優しいがん治療法なのです。

免疫細胞ＢＡＫ療法の目指すものは従来のがんを治すことではなく発想の転換により「がんと共生」して、長生きしようということです。全ての人はやがて亡くなります。であればこそ、亡くなるまでの期間を寝たきりで過ごすのではなく、できるだけ普通の生活を送りながら、自分のやりたいことをやり遂げる過ごし方を目指していくのです。そして、ＢＡＫ療法でならそれを実現できるのです。以上のことを話したところ、宮城県医師会報で鳴原勇次郎先生からは「まさに哲学者の言そのものである」とお誉めの言葉を頂きました。

人間如何に生きるかも大事ですが、如何に死ぬかも大切であり、吟遊歌人西行法師も詠っているように、

〝願わくば花のもとにて春死なむ　その如月の望月のころ〟

人生の最後は自分の好きなことを行いやり遂げて悔いを残さず、家族や人にあまり迷惑をかけず「可愛くぼけて」往生したいと思っております。

私たちが生まれた時は戦中のこともあり人生50年と言われていました。ところが現在は平均寿命が80歳代となりました。そこで大切なのはただ生きるのではなく抗がん剤などで寝たきりのままではなく、元気に好きなことを行う健康長寿をめざすべきと思いました。なお、健康寿命とは平均寿命から健康を損ない自立して生活できない期間を引いたものです。

ここに少し長いのですがサムエル・ウルマンの〝青春〟という詩をかかげ、あとがきとします。

《青 春》

青春とは人生のある期間ではなく、心の持ちかたを言う。薔薇の面差し、紅の唇、しなやかな肢体ではなく、たくましい意志、ゆたかな想像力、炎える情熱をさす。

青春とは人生の深い泉の清新さをいう。

青春とは怯懦を退ける勇気、安易を振り捨てる冒険心を意味する。時には、20歳青年よりも60歳の人に青春がある。年を重ねただけで人は老いない。理想を失う時初めて老いる。

歳月は皮膚にしわを増すが、熱情を失えば心はしぼむ。苦悩、恐怖、失望により気力は地に這い、清心は芥になる。

60歳であろうと16歳であろうと人の胸には、驚異に魅かれる心、おさな児のような未知への探究心、人生への興味の歓喜がある。君にも吾にも見えざる駅逓が心にある。人から、神から、美、希望、喜悦、勇気、力の霊感を受ける限り君は若い。

霊感が絶え、精神が皮肉の雪におおわれ、悲嘆の氷にとざされる時、20歳であろうと人は老いる。頭を高く上げ希望の波をとらえる限り、80歳であろうと人は青春にして已む。

2018年11月

海老名 卓三郎　喜寿（77歳）

参考文献

1　黒木登志夫著『研究不正――科学者の捏造、改竄、盗用』（中央公論新社）
2　海老名卓三郎著『頭は文明に体は野蛮に――海洋地質学者、父・田山利三郎の足跡――』（近代文藝社）
3　加藤政行著『嫁さんのがん闘病記――妻は余命1年の宣告から10年生きた――』（風詠社）

免疫疫細胞ＢＡＫ療法に関する関係著書

1　海老名卓三郎著『がんと共生しよう――二十一世紀の医学・統合医学のすすめ』（近代文藝社・日本図書刊行会、２００１年）
2　海老名卓三郎著『免疫細胞ＢＡＫ療法――がんと共生しよう』（光雲社、２００３年）
3　海老名卓三郎著『誰にでもわかる免疫学――免疫細胞ＢＡＫ療法が生まれるまで』（翔雲社、２００５年）
4　海老名卓三郎著『科学者の心――セレンディピティ（Serendipity）』（近代文藝社、２００７年）

5　海老名卓三郎著『がん難民を救う「免疫細胞ＢＡＫ療法」——もうがんは怖くない』（近代文藝社、２００８年）
6　海老名卓三郎著『「免疫細胞ＢＡＫ療法」によるがん治療のパラダイム・シフト——もうがんは怖くない２』（近代文藝社、２０１３年）

免疫細胞ＢＡＫ療法に関する最新英語論文

I. Ebina T: Interventional study of immune cell BAK (BRM-activated killer) therapy based on serum α 1 acid glycoprotein (a1AG) levels in patients with highly advanced cancer. Prog. Med. 31, 2007–2012, 2011.

II. Ebina T: Biological response modifier activated killer immune-cell therapy leads to paradigm shift in cancer therapy:From “differentiation” to “integration”. Prog. Med. 233, 2715–2720, 2013.

がんと共生して長生きする最新免疫治療

2019年1月23日　初版第1刷

著　者 ——— 海老名卓三郎
発行者 ——— 坂本桂一
発行所 ——— 現代書林

〒162-0053　東京都新宿区原町3-61　桂ビル
TEL／代表　03(3205)8384
振替 00140-7-42905
http://www.gendaishorin.co.jp/

デザイン ——— WHITELINE GRAPHICS CO.
編集協力 ——— オフィスふたつぎ

印刷・製本　㈱シナノパブリッシングプレス
乱丁・落丁はお取り替えいたします。

定価はカバーに
表示してあります。

ISBN978-4-7745-1762-9 C0047